당신만 모른다!

치과의사의 베트남 진출기

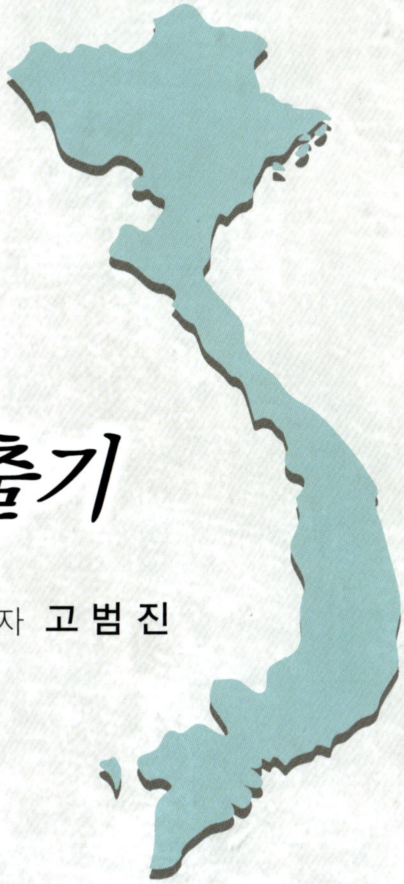

저자 고범진

명문출판사

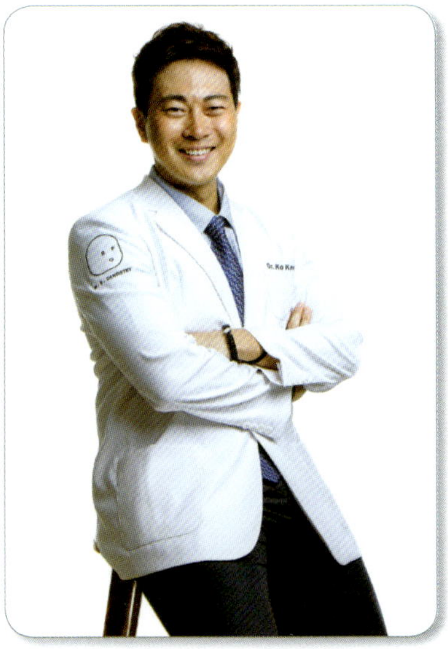

저자 | 고 범 진

■ 저자 약력

- 단국대학교 치과대학 졸업
- 전 아홉가지약속치과 원장
- 전 평촌 키즈웰치과 원장
- DLC 세미나 소아치과 연자
- 現 BF DENTISTRY 대표 겸 소아치과 과장

인 · 사 · 말

우연한 기회에 치과인 신문을 통해 칼럼을 기고하게 된 것을 시작으로 많은 치과의사 분들을 상대로 해외 진출 세미나까지 진행하게 되었고, 그 자리에서 이어진 인연으로 이렇게 책까지 발간하게 되었습니다.

훌륭하신 많은 동료 치과의사분들 앞에 저에 대해 특별히 내세울만한 것은 없지만, 해외진출을 갈망하는 여러 치과의사분들에게 작은 길라잡이가 될 수 있지 않을까 하는 기대를 가지고 열심히 책을 써보았습니다.

몇 년간 베트남에 자리를 잡고 사업을 영위하면서 크고 작은 어려움들이 있었습니다. 지금도 마찬가지로 매일 매일 전쟁의 연속입니다.

저 또한 잘 모르고 섣불리 시작한 처음이었지만, 이 힘든 길을 굳이 왜 가는 것이냐는 물음에 대한 답을 이제 명확하게 찾아가고 있습니다.

여러분, 치과의사가 주체인 치과의료사업이 반드시 성공해야만 합니다.
이 명제 하나로 우리 구성원 모두는 오늘도 구슬땀을 흘리고 있습니다.

이제까지처럼 해외의료사업이라는 허울 좋은 간판아래 단순히 얼굴만 이름만 걸어놓고 마는 의료인들의 역할에서 벗어나 우리는 치과의사가 주체가 되고 핵심이 되는 치과의료사업을 만들고 성공시켜야합니다.

그래야 우리 나라 치과계가 더욱 확장되고 우리가 원하는 이상이 실현될 수 있습니다.
국내 치과의료 시장의 어려움을 타개하기 위해서는 지금까지보다 더욱 폭넓은 노력이 필요합니다.
치과계 내부에서 일어나고 있는 몇가지 자정 노력만으로는 한계에 부딪혔다는 것이 이미 지난 몇 년간 드러난 사실이기 때문입니다.

앞으로도 계속 치과계 전체의 파이가 커지지 않는다면 국내에 한정된 지금의 치과 시장에 과연 예전과 같은 호시절이 다시 올 수 있을지, 저는 솔직히 회의감마저 들었습니다.
그러나 치과계의 외연을 확장하려 노력을 선도하는 분들을 찾는 것이 쉽지는 않았습니다.

이 글을 읽는 모든 분들께, 아직 성공궤도에 오르지 못한 제가 보여드릴 수 있는 것은 어쩌면 제대로 된 방향에 대한 것에 그칠지도 모르겠습니다.

또한 저와 똑같은 방식으로 그대로 도전한다 하더라도 제가 겪어보지 못한 상상 이상의 또다른 어려움들을 맞닥뜨리게 되실 수도 있습니다.

그러나 지금 처해있는 상황에 대한 불만족과 개선하고자 하는 욕구, 이 두 가지만 확고히 가지고 있다면 우리는 함께 방법을 찾을 수 있을 것이라고 믿습니다.

이 책은 함께 그 방법을 찾아감에 있어 가져야 할 마음가짐과 주의할 부분에 대한 아주 기본적인 내용이라고 생각하시면 좋겠습니다.
절대로 제가 모두 맞다고는 생각하지 않습니다. 그렇기 때문에 제가 몇 년간 피땀 흘려 경험한 것을 모두 이 책에 담았습니다.

혹자는 이 값진 경험을 왜 공개하느냐고 말할 지도 모르겠습니다.

그러나 저는 이 과정을 통해 스스로를 돌아보고 더욱 정진하겠습니다.

마지막으로 지금의 저를 만들어주신 소아치과 김종수, 김종빈, 유승훈 은사님 그리고 단국대학교 치과대학 교수님들,
이 힘든 고생을 함께 겪으며 언제나 무한한 격려와 응원을 보내주는 내 가족,
형제와 같이 항상 든든히 곁을 지켜주는 도호석, 이선근 군,
낯선 땅에서 언제나 함께 노력하고 있는 박진우 전무님, 김준형 병원장님, 박찬완 원장님, 이일홍 원장님 그리고 사랑하는 40여명의 우리 BF 전 직원분들께 감사의 말씀을 올립니다.

2019년 9월

고 범 진

Contents

Chapter 1

Chapter 2

Chapter 3

Chapter 4

Chapter 5

Chapter 1

치과의사가 해외로 간다는 것

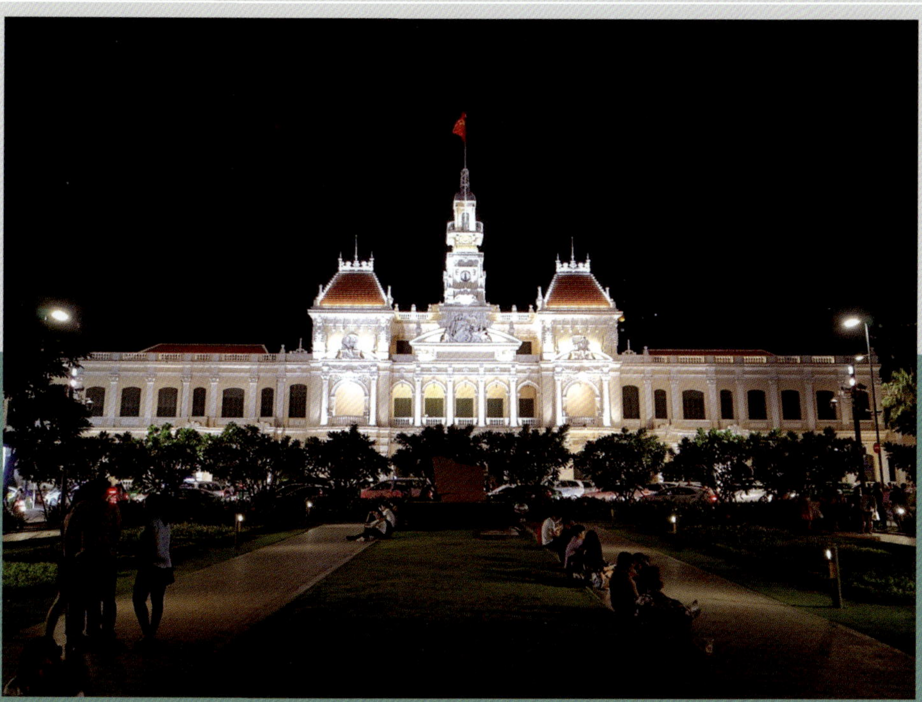

1. 치과의사가 해외로 간다는 것

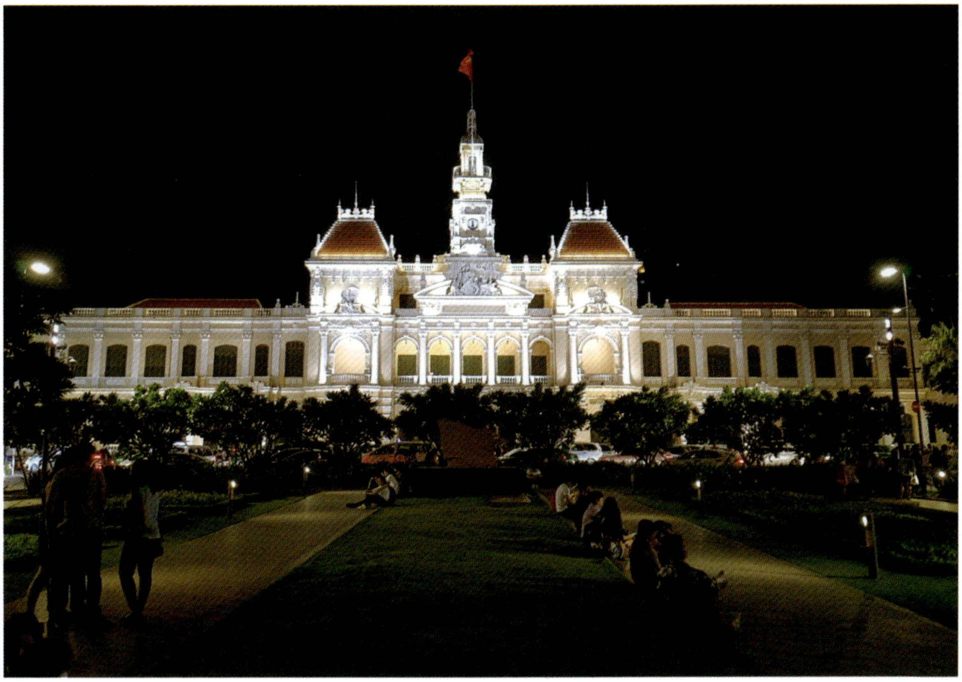

호치민시 중심지에 위치한 호치민시 인민위원회. 우리로 치면 호치민 시청사의 모습이다.

1) 베트남, 호치민에 살다

동남아 유명도시인 호치민시에 살고 있다고 하면 더운 날씨는 좀 괜찮냐고 먼저 묻곤 한다. 한낮에는 뜨거운 태양이 내리쬐고 무더운 날씨에 숨이 턱턱 막히기도 하지만, 티없이 맑은 하늘을 1년 내내 볼 수 있고 아름답고 귀엽고 신기하기까지한 구름을 볼 수 있는 이 곳 호치민시.

하루에 한번, 한시간 정도 비가 한바탕 쏟아붓고 나면 선선한 바람이 온 몸을 휘감고, 건기에는 시원한 나무 밑 그늘에 들어가 앉아 커피 한잔 하는 여유와 행복을 느낄 수 있는 곳.

누군가에게는 정신없고 시끄럽고 더럽고 지저분하기만한 어느 동남아 도시에 불과하겠지만, 나는 지금 이 곳, 베트남 호치민시에 살고 있다.

몇 년 전 수요일 아침이었다. 날짜는 기억나지 않지만 요일은 지금도 생생하다. 아침 TV프로에서 본 태국의 어느 풍경이 갑자기 머릿속에 박혀 떠나지 않았다.

지금 돌이켜 생각해보면, 관심도 많지 않았던 동남아 땅에 진출하여 살고 있는 지금 내 생활은 베트남도 아닌 태국에 대한 그 작은 기억에서 시작했던 것 같다.

그날 낮에 내가 속해있던 단체 채팅방에 메시지 하나를 올렸다.

'태국에 치과 하나 차려서 여유 있게 왔다 갔다 하면서 살아볼까요.'

지금 생각해보면 참 우스운 이야기이다. 가능하지도 않을뿐더러 얼마나 어리석은 생각이었나.

그런데 반응이 좀 이상했다. 나조차도 별로 확고한 마음이 없었고, 재미삼아 툭 던진 메시지 하나에 불과했는데 각지에서 정말 남부럽지 않게 살고 있던 치과의사 동료들이 동요하기 시작했다.

'진짜 그러고 싶다.', '어떻게 하면 되는 건데?', '가능한 방법이 있는 거야?', '너와 같이 하는 거면 나도 할래.' 같은 메시지가 그날의 채팅방을 계속 달구었다.

그날 이후 뭔가 꿈틀거리는 새로운 느낌이 시작되었다.

2) 사람의 일이란 알 수 없는 것

나는 태어나서 10년간 꽤 순탄하게 잘 살았다.

아니, 솔직히 말해 기억을 생생히 하지는 못하지만 남부럽지 않게 잘 살았던 것 같다.

자라는 동안은 몰랐지만, 지금에 와서 생각해보면 10살이었던 그 해 여름 극적인 환경 변화를 겪으며 인생의 방향이 좀 달라지게된 것 같기도 하다.

단국대학교 치과대학 학창시절에는 학생회장도 맡았었고, 동아리활동도 열심히 했다. 주변의 기대도 많았고 교수님들과 함께하는 대외활동도 활발하게 했다.

소위 교내에서 모르는 사람이 없을 정도로 극성맞은 대학생활을 보냈다.

처음에는 생각지도 않았었지만 병원 실습을 시작할 본과 3학년 무렵 큰 결심이 생겼고, 모교 병원에 남아 착실히 수련생활을 시작했다. 힘든 인턴생활을 마치고, 바라던 소아치과로 진학했다.

그러던 5월의 어느 봄날, 문자 메세지 하나를 받게 된다.

집 근처 대학병원 응급실 신용카드 결제문자.

눈앞이 캄캄했고, 머리는 얻어맞은 것 같았다.

문자를 확인하고 바로 어머니에게 전화를 걸었고, 자초지종 설명을 들었다. 결국 나는 그 해 11월 힘들게 시작한 수련생활을 중단하고 사회로 나오게 된다.

아버지께서는 상당히 오랜 기간 투병생활을 하셨다.

내가 10살이던 그 해, 아버지께서 하시던 큰 사업이 부도가 났고 우리 가족은 살던 집과 가구까지 전부 그대로 둔 채 쫓기듯 떠났다. 그 후로 한동안 아버지를 만날 수 없었고 몇 해가 지나서야 겨우 다시 같이 살게 되었다.

반지하 단칸방을 전전하며 살았고, 월세집을 옮길때도 화장실이 집안에 있는지 없는지가 우리의 최우선 고려사항이었을 정도로 극심한 생활고를 겪었다. 불행 중 다행으로 가족끼리는 화목하게 잘 지냈고 아버지와 어머니께서는 나와 누나의 뒷바라지를 위해 항상 헌신적이셨다.

일을 하실수 없어 집에 계신것이었지만, 어린 나는 그저 부모님과 하루 종일 같이 있을 수 있는 것이 좋았고, 집에 오면 한동안 못만났던 아버지가 계신다는 것만으로도 그저 반가울 뿐이었다.

그 후 다행히도 조금씩 생활의 안정을 찾았고, 반지하와 단칸방에서 벗어나 월세집이었지만 작은 집으로 이사를 했다. 그렇게 중학교를 들어갔고 지금 돌이켜보면 그 1~2년이 참 행복했던 시절이었다.

그러던 중학교 1학년 말쯤, 학원 끝나는 시간에 맞춰 매일 나를 데리러 오시던 아버지께서 보이지 않으셨고 그 자리엔 울고 있는 누나가 있었다.

아버지는 그 날 저녁, 지난 사업 실패로 인해 결국 경제사범으로 체포되셨고, 그 후 우리는 또 아버지와 이별을 하며 반지하 생활을 시작했다. 다행히 수감생활이 아주 길지는 않았지만 수감생활을 마치고 나오신 아버지의 지병이 너무 악화되어 결국 신장 투석을 시작하셨고 그로부터 장장 13년에 걸친 신장투석 투병생활이 시작되었다.

아버지께는 너무 힘든 시간이었겠지만, 신장투석이 시작되면서 장애인으로 등록되었기에 우리 집은 기초생활수급자, 그 시절 말로 생활보호 대상자로 선정되어 그때부터 여러가지 복지 지원을 받을 수 있었다.

아버지는 겨울이면 작은 트럭에서 붕어빵을 파셨고, 새벽과 밤 늦게는 학생 통학 차량 기사 생활을 하셨다. 어머니도 공장을 다니시며 안해보신 일이 없으셨을 정도로 고생을 하셨으며, 누나도 고등학교를 중간에 그만두고 생업에 뛰어들었다.

나는 당시 공부를 하는 것만이 내가 유일하게 할 수 있는 것이었고, 내가 기대에 어긋남이 없이 크는 모습에 기뻐하시는 것을 보면서 그렇게라도 가족을 위해 보답하고 싶었다.

그리고 대학을 결정할 당시 내 뜻과는 다르게 아버지께서 바라시던 치과대학에 입학을 했고, 열심히 학교 생활을 했다. 그러면서 가족 모두 각자 열심히 살았고 나도 학업에 매진하며 학교 생활 또한 충실히 했다.

학자금 대출을 받아 학비를 마련했고, 과외 여러 개를 하면서 학업에 매진해 장학금을 탔으며, 학생회장을 하면서 개인적인 성취도 함께 누렸다. 그리고 치의학 공부를 거듭할수록 장애인치과와 약물 사용, 전신마취 등을 포괄적으로 다루고 싶어졌다.

어릴때부터 장애인이신 아버지께서 병원에서 겪는 어려움을 보고 자란 탓에 자연스레 관심이 생긴 것 같기도 하다.

다행히 모교에서는 소아치과에서 그 방면에 관련되어 심도있게 운영을 하고 있었고, 소아치과로 진학 해야겠다는 마음을 확고히 품게 되었다.

어느새 졸업이 다가온 어느 날, 가족끼리 가까운 곳으로 외식을 가던 길에 아버지께 "졸업하고도 학교에 남고 싶습니다" 라는 말씀을 드렸다.

말없이 걸으시던 아버지께서는, 학교에 남는 것도 의미가 있겠지만 그것보다 빨리 사회로 나오는 게 어떻겠냐는 말씀을 조심스레 건네셨다.

그만큼 생활이 힘드셨고, 내가 어서 사회로 나와서 생계를 맡아주시기만을 바라셨는가보다.

그러나 결국 나는 고집스레 병원생활을 시작했다.

대학을 선택할 때도 아버지께서 원하시는 길을 간 것이기에 나는 이번만큼은 내가 원하는 것을 선택하고, 성취하고 싶었다.

그렇게 시작한 병원생활에서 나는 꽤 좋은 성적으로 내가 원하던 소아치과에 진학하고 열심히 1년차 생활을 하고 있었다. 그러던 중 갑작스레 그 응급실 문자메시지를 받은 것이다.

그 날 어머니와의 통화에서 들은 말은, 아버지 상태가 갑자기 많이 안좋으셔서 응급실에 들렀는데 별일 없이 잘 퇴원했으니 걱정하지 말고 잘 지내라 는 것이었다.

그럴 수 없었다. 그날부터 머릿속에는 한가지 생각뿐이었다.

내가 지금 여기서 무엇을 하고 있나, 무엇을 위해 내가 지금 여기에 있는가.

그날부터 나는 여러 대학병원들에 문의를 시작했다.

내가 내 신장을 아버지께 이식해드릴 수 있는지, 그러기 위해서는 어떻게 준비해야하는지 등에 대해 문의가 오갔고 통원하시기 편한 위치를 고려해 아주대학교 병원으로 정했다.

차근 차근 내 몸관리를 시작했고 여름쯤에는 휴가를 이용해 아주대병원을 찾아가 상담과 검사를 진행했다. 그렇게 내 스스로 준비를 마친 후 집에 들러 가족들에게 내 뜻을 전했다.

전에 한번 지나가듯 나중에 내가 신장 이식해드리면 되지요 했을 때만 해도 펄쩍 뛰시던 아버지께서, 그때는 묵묵히 앉아만 계셨다.

조금 나이가 들고 나서 지금 돌이켜보면, 아버지께서는 긍정도 부정도 하지 못함이 당연하셨을 것 같다. 생떼 같은 자식한테 당신 살자고 신장을 받겠다 하실 수도 없고, 그렇다고 지금의 이 힘든 삶을 더 이상 언제까지 유지할 수 있을까에 대한 확신 또한 없으셨으리라.

만감이 교차하셨겠지만 고맙다는 한마디만 하셨다. 그 한 말씀만 기억에 남는다.

그렇게 나의 강한 의지와 추진으로 수술을 진행하기로 하였다. 아버지께서는 일절 음주, 흡연을 하시지 않는 분이셨고 신장 투석 중에도 항상 좋은 수치를 유지하셨기 때문에 병원에서는 이식을 진행하는 것에 큰 문제는 없을 것이라고 했다.

가을쯤으로 수술이 잡히고 나는 어렵게 소아치과 교수님들께 이 사실을 알렸다.

반대하실 수야 없으셨겠지만, 당시 병원 규정상 병가는 한달까지만 가능했고 수련 규정상으로도 한달이상 수련을 중지할 경우 해당 년차의 수련을 처음부터 다시 받아야만 했다.

내가 수술을 하고 3개월 정도를 쉬어야 한답니다 라는 말씀을 드린 것은 곧 수련을 중도에 그만두고 나가겠다는 뜻이었다.

그러니 교수님들 입장에서는 사정이야 딱하지만 수련의가 중도에 그만 두겠다하는 것을 그렇다고 반기실 수도 없으셨을 것이다. 다행히 나는 한없이 부족한 제자였음에도 불구하고 훌륭하신 은사님들을 모셨던 덕에 지금도 많은 도움을 받고 있다.

그렇게 여러 우여곡절 끝에 그 해 11월 아버지께서는 새로운 신장을 얻으셨고, 안타깝게도 2018년 11월 운명을 달리 하실때까지 흔하다는 거부반응 한번 없이 나름의 새로운 삶을 시작하셨다.

나는 수술 이후 쉬는 동안 내가 앞으로 어떤 길을 가야 할까에 대해 많은 생각을 하게 되었다. 그러던 중 원래 하고자 했던 장애인 치과 분야의 활동을 위해 평소 관심 두고 있었던 푸르메재단 장애인 치과인 푸르메치과에 면접을 보러 가게 되었다.

재단에서 원하는 조건 이상의 경력은 아니지만 이러이러한 사정으로 구직을 해보고 싶은데 가능하겠느냐는 문의 이메일을 먼저 보냈고, 내부적으로 상의한 끝에 면접을 진행키로 하였다는 반가운 소식을 들었다.
너무 기쁜 마음이 들었고 조건을 따질것 없이 어떻게든 일하고 싶었다. 새해가 되고 얼마 지나지 않은 추운 겨울, 경복궁 옆길을 걷는 15분여의 기분 좋은 시간이 지나고 재단에 도착, 면접이 시작되었다.

안타깝게도 인턴과 소아치과 1년 경력이 전부였던 나는, 아마도 그 당시 치과에 계시던 상근 선생님이 보기에 우려되는 부분이 많았었던것 같다. 당시 면접에 참여한 그 선생님의 생각지 못한 반응을 겪고 결국 마음을 단념한 채 일반치과 봉직의 생활을 시작하게 되었다.

그러던 어느 날, 재단에 보관하던 내 서류들을 다시 검토하던 당시 기획업무 책임자 분으로부터 전화 한 통을 받았다.

얼마 후 푸르메재단 미소원정대라는 이름으로 이동치과 봉사활동이 계획 되어 있는데, 봉사활동에 경험도 많고 관심이 있다고 적었던 당시 내 서류를 본 김에 연락하게 되었다는 것이었다. 너무 반가웠던지라 무조건 참여하겠노라 밝히고 세부 사항 안내를 들은 나는 한가지 고민에 빠지게 되었다. 계획되어있다는 봉사활동은 1주일 이상 일정으로 베트남에서 진행된다는 것이었다.

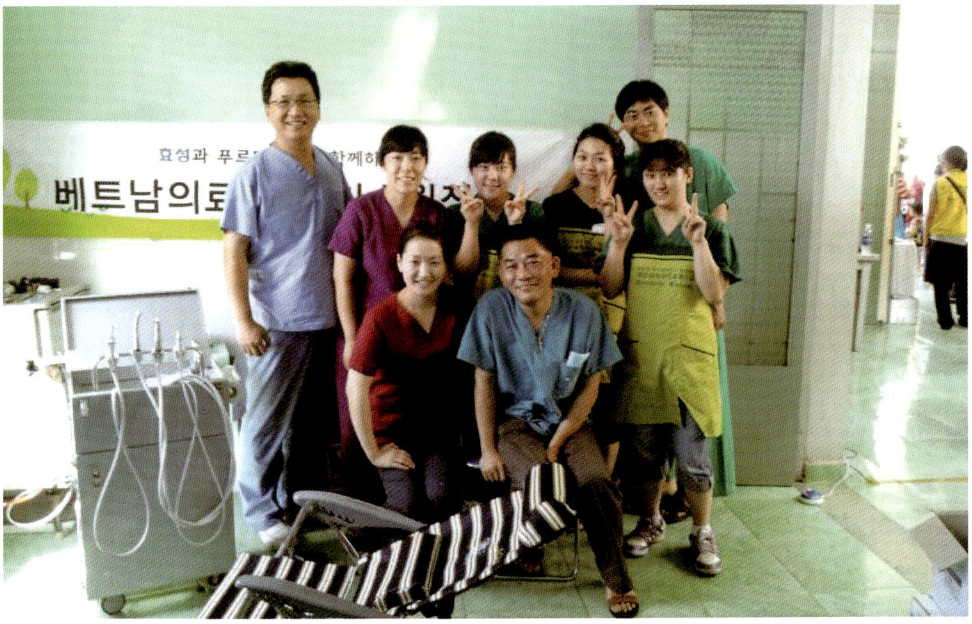

2011년 8월 진행된 푸르메재단 미소원정대 베트남 의료봉사활동

개원가의 휴가라야 3~4일이 전부이고, 게다가 당시 개원가 대형병원에서 봉직의로 있던 내가 고작 취업한지 6개월 만에 나혼자 1주일 넘게 진료를 비우겠다고 말해야하는 처지에 놓인 것이었다.

이런 저런 고민에 빠져있던 중에 갑작스런 전화 한 통을 또 받게 된다.

내가 소아치과에 들어갔던 당시 우리 소아치과는 무려 5년만에 처음 남자 수련의가 들어온 지라 여러 가지 기대가 나에게 쏠리곤 했었다. 기대라야 내가 잘나서라기 보다는 드디어 남자들이 다시 소아치과로 오려나 보다라는 기대감이었으리라.

소아치과 동문 선배님들 중에 내가 살던 지역인 안양에서 개원하고 계시던 명성 높은 선배님이 계셨다. 후배들을 각별히 살피시고 소아치과 활동도 왕성히 하시던 분이셨으며, 교수님들과도 절친하셔서 자주 얼굴을 뵙던 분이었다.

오랜만에 들어온 남자 수련의이고 게다가 본인이 개원하고 계신 안양에 살고 있던 내가 아무래도 조금 더 기억에 남으셨는지, 수련을 중도에 포기하고 나갔다는 소식을 듣고 나와 연락을 꼭 해보고 싶어하셨다더라.

처음에는 중도에 포기하고 나가서 실망을 하셨었다는 그 선배님은 나중에 내 사정을 다시 들으시고는 먼저 전화를 하신 것이었고, 오랜만에 그 선배님을 만나서 이런 저런 이야기를 나누게 되었다.

그 자리에서 너무나 감사하게도, 만약 내가 소아치과를 계속해서 하고 싶은 마음이 있는데 사정상 어쩔 수 없이 소아치과를 그만둔 것이라면 당신 병원으로 와서 같이 일하면서 지내자고 제안해주셨다.

나는 길게 생각할 필요조차 없었다. 당연히 내가 원했던 소아치과 진료를 다시 하기로 마음을 정했고, 병원도 본가가 있고 내 고향이기도 한 안양에 있다 보니 부모님 지근거리에서 보살펴드릴 수 있어 다행이라고도 생각했다. 그리고 푸르메재단에서 베트남으로 떠나게 된 첫 번째 미소원정대 활동도, 병원을 옮기는 그 사이 기간에 가능하게 되었다.

그렇게 첫 베트남 방문을 하게 되었다. 지금 생각하면 거의 10년 전쯤 우연한 기회로 방문했던 이 곳 베트남에서 병원 사업을 하며 살고 있으니 사람 일이란 참 모르는 것 같다.

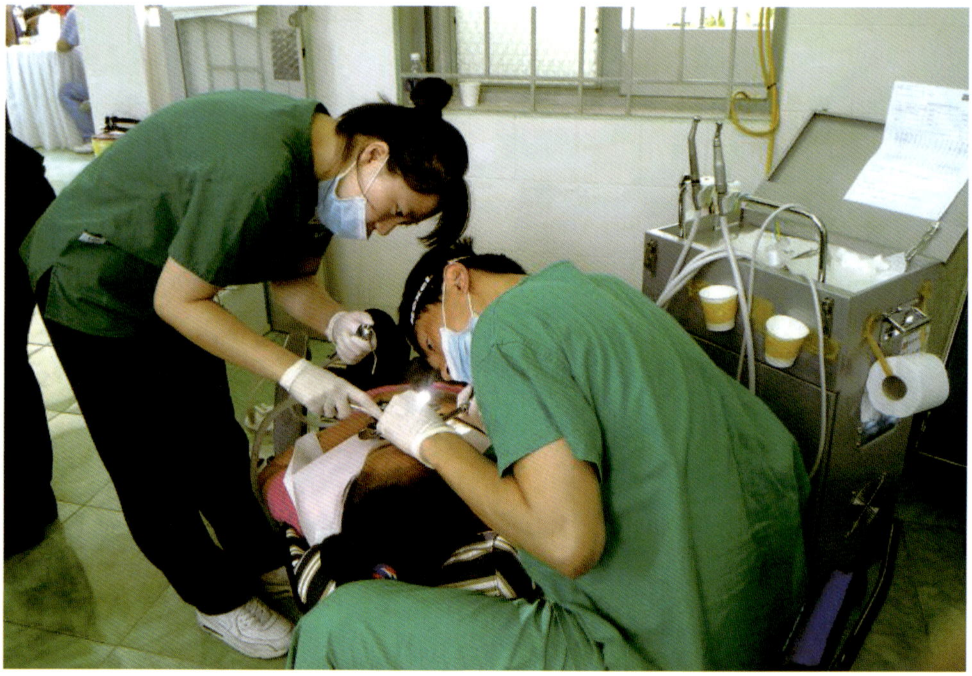

당시 자원봉사자로 함께 참여했던 치위생사와 함께 진료 활동을 하고 있다. 미소원정대 사람들과는 그 이후로도 인연을 이어오고 있다.

3) 치과의사의 길을 시작하다

대학을 가면서도 치과의사의 길을 진정 원해서 선택한 것이 아니었기에 후회도 많았고, 다른 일을 꿈꾸기도 했다.

졸업 후에는 그제서야 겨우 찾은 하고 싶은 분야를 지속할 수 없음에 실망도 하고 좌절도 했으나 다행히 주변의 많은 도움으로 다시 기회를 얻었다. 그리하여 그로부터 수년간은 안정적인 개원가 생활을 하게 되었다.

지금의 내가 치과의사의 길을 안정적으로 걸어왔고, 새로운 사업에 도전해볼 수 있는 모든 자양분은 나를 아끼고 도와주신 분들의 은혜 덕분이 아닐까 한다.

내가 지금 성공가도를 달리거나 업적을 남긴 사람도 아닌데, 무슨 책장을 열자마자 뭐 그리 자랑스러운 사연도 아닌 개인사를 늘어놓나 싶을 수도 있다.

그러나 내가 지금까지 여러 가지 일을 거치면서 베트남 사업을 추진할 때 지치고 힘들어 이제 그만하고 편하게 한국으로 돌아가고 싶은 생각이 들 때, 그러지 않을 수 있게 날 붙잡아준 부분이 어떤 것이었을까를 전달하려면 조금은 내 이야기를 하는 것이 낫겠다 싶었다.

2011년 8월 베트남 방문 당시에는 사실 베트남이 어떤 곳인지에 대해 전혀 관심이 없었다. 방문해 본 적도 한번 없었고 어떤 수준의 구강환경 수준을 가진 나라인지도 모르는 상태였으니 말이다.

학창시절 네팔, 몽골 등 해외 의료봉사와 국내 의료 봉사들을 여러 차례 다녀봤지만, 치과의사의 길에 접어들고는 처음 가는 봉사활동이기에 남다른 의미를 갖고 있긴 했다. 그렇지만 사실 그때 그 시절만해도 훗날 베트남이라는 나라에서 내가 이렇게 정착해서 의료사업을 하고 있을지는 상상조차 못해볼 일이었다.

당시 푸르메재단 미소원정대는 호치민시 인근 동나이성이라는 곳에 대단위 공장을 운영하고 있던 한국 대기업의 지원을 받아 동나이성 주민들과 공장 근로자들을 대상으로 진료 봉사를 진행했다. 겨우겨우 열악한 진료소를 차려서 무더위 속에 봉사 활동을 하는 탓에 높은 수준의 진료를 제공하지 못했음에도 불구하고 매일 아침 도착하면 지역 주민들이 긴 줄을 서있었고, 지원을 해준 한국 기업의 한국어 동호회 직원들이 한국어 통역도 수행해주곤 했다.

무려 10여년 전에도 그랬던 것을 생각하면 한류열풍이 불기 전부터 한국과 참 친한 나라였던 것 같다는 생각도 이제서야 잠깐 든다.

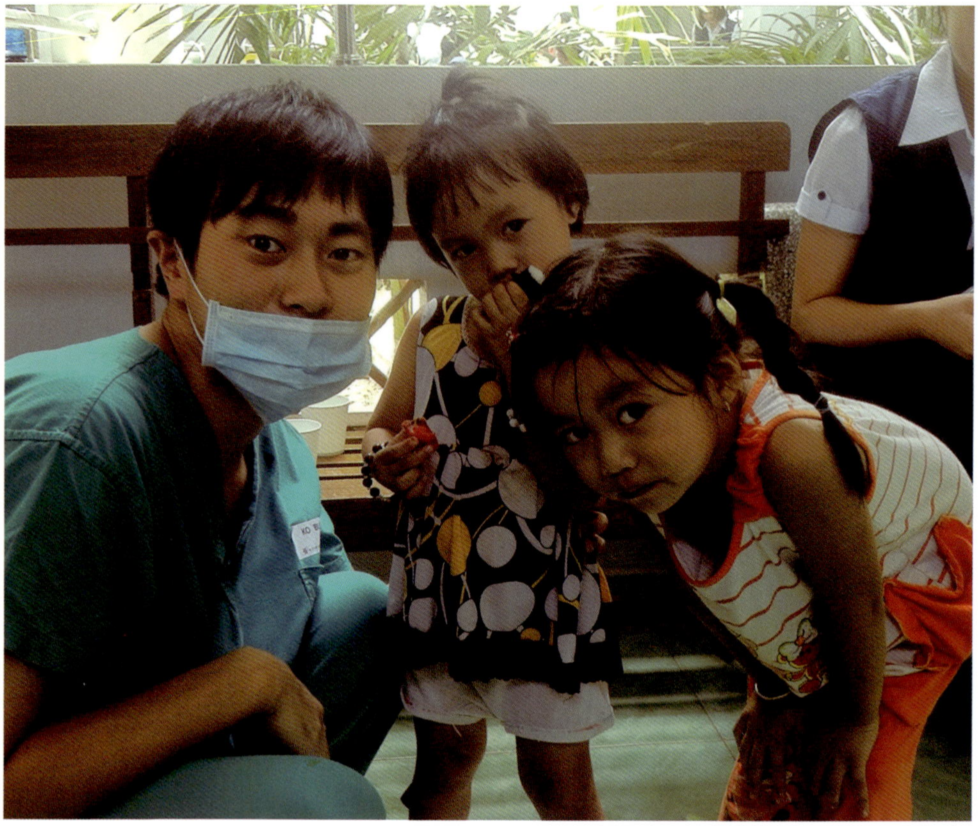

호치민 근교 동나이성에서 의료봉사활동 당시 만났던 아이들. 10년 가까이 흐른 지금, 이 아이들은 어떻게 지내고 있을지 가끔 떠오른다.

의미 있는 베트남 의료봉사 활동을 마치고 선배님과 함께 소아치과 개원가 생활을 시작하였다. 일주일간의 의료봉사를 마치고 현실로 돌아왔고, 게다가 새로 바뀐 환경에 적응하느라 눈코 뜰새 없이 바빴던 기억이 난다. 그러나 정말 하루 하루 신나고 재미있었고, 또 많은 것을 경험하고 배웠다.

시간이 점점 지나면서 진료도 안정되고 아주 만족스러운 생활이 이어졌다. 이때부터 몇 년간이 나 스스로도 그렇고 우리 가족의 삶을 돌이켜봐도 그렇고 이제까지 중에 가장 안정되고 행복했던 기억이지 않나 싶다. 내가 개원가에 자리를 잡고 그리 오래 지나지 않아 함께 병원을 운영하던 선배님께서는 병원을 떠나 모교 소아치과에 교수직으로 자리를 옮기셨다. 처음에는 내가 병원을 잘 이끌어 갈수 있을까, 내가 맡아서 혹시 병원에 위기가 오는 것은 아닐까에 대해 걱정이 앞서곤 했다. 그렇게 나는 병원에 남아 개원의로서 또 한번의 변화를 겪게 되었다.

4) 경영의 난제, 돌파구를 모색하다

천만다행으로 병원은 매년 성장을 거듭했고, 지역사회에서도 명성을 얻어갔다.

전국 각지에서 소문을 듣고 환자들이 찾아왔고 매일 예약도 못 받을 정도의 환자들이 줄을 서서 내 진료를 기다렸다. 아침에 진료를 시작하면 점심시간이 되어서야 잠깐 한숨을 돌렸고, 오후 진료를 시작하면 퇴근시간이 되어서야 원장실에 돌아올 수 있었다. 감사하게도 나를 찾아주시는 많은 환자분들 덕에 서서히 나는 주제넘은 행복한 고민을 시작하게 되었다.

내가 그 당시 하던 고민은 결산을 할 때 마다, 또는 전년도 해당 기간과의 매출 추이를 비교할때마다 매번 커져만 갔다.

아무리 따져봐도 지금의 이 매출치가 최대일 것 같은데, 환자가 더 온다고 하더라도 더 이상 환자를 볼 수가 없을 것 같고, 물리적인 진료시간 자체가 나지를 않으니 지금이 최대치일수 밖에 없지 않을까 하는 것이었다.

그러나 몇 년간 같은 고민을 하고 있음에도 불구하고, 신기하리만치 병원의 환자수와 매출은 해를 거듭할수록 더욱 증가했다. 그럴수록 나에게는 다행이라는 안도와 함께 불안감을 동반한 그 다음 고민이 또 시작되고 있었다.

환자는 매년 늘어갈수도 있겠지만, 그런 반면 세월이 흐를수록 결국 나의 경쟁력은 감소하기 시작할 것이 분명한데, 그렇다면 과연 어떻게 효율적인 병원 운영을 할 수 있을까, 단순하게 봉직의를 구하면 되는 문제일까, 의사가 늘어나면 발생할 수 있는 진료 표준화의 문제를 어떻게 극복할 수 있을까 등에 대해서 고민을 거듭하게 된 것이다.

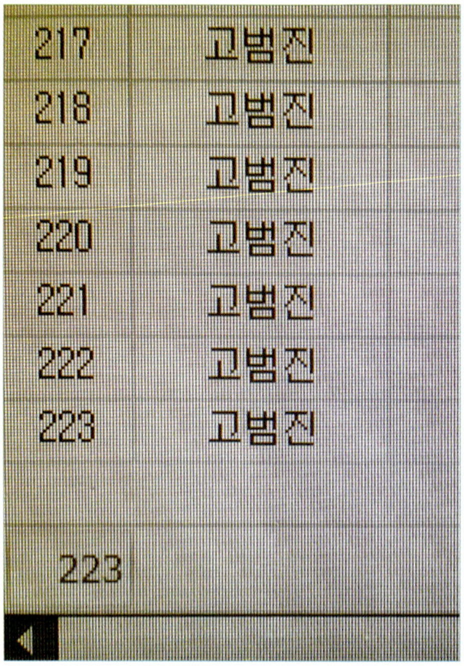

믿기 어려울수도 있지만, 하루에 기록한 내원 환자 수이다. 밀려드는 환자들이 매일 평균 100여명이었다.

이 글을 읽는 치과의사들은 당연히 그러할 것이고, 일반 독자들 경우에도 경영에 대한 난제는 크든 작던 언제나 있게 마련일 것이다.

정답이 뚜렷하게 보이지 않는 답을 고민하던 중, 결국 나는 의료경영에 대한 분야를 좀 더 심도 있게 공부해보고 싶다는 생각을 하게 되었고, 새로운 세계에 가서 내가 하고 싶은 분야를 찾아보며 좀 더 넓은 시야를 가져보고 싶었다. 이렇게 유학과 해외 살이에 대한 바람이 막연하게 생겨갔다.

일반적으로 치과의사들이 유학을 간다고 하면, 대부분은 외국 치과대학 병원의 중단기 연수 프로그램이 제일 많고, 간혹 언어가 잘 통하는 경우 아예 몇 년간 전문과목 수련을 시작하는 경우가 있다. 그러나 나는 치과 임상적인 공부를 더 하는 것에는 사실 별 관심이 없었다.

의료 사업을 위해서는 경영학으로 유학을 가야겠다고 생각하고 유학준비를 시작했고, 처음 접해보는 다른 세계의 공부에 대한 설렘과 걱정을 함께 가지고 있었다.

유학준비를 진행하면서 그렇게 점점 해외의 큰 시장으로 눈을 돌리기 시작했고, 긴 준비 기간보다 마음이 훨씬 앞서가던 중에 이 글의 앞에서 말했던 단체 채팅방 사연이 생겼던 것이다.

단체 채팅방에서 내가 무심코 던진 태국에서 한번 치과를 해볼까 하는 간단한 물음부터, 그것이 생각보다 큰 반향을 불러일으키고 실제로 정보를 수집하고 새로운 시장을 탐색하며 결국 베트남으로 흘러들어 오기까지 해외로 눈을 돌리기 시작하고 겪었다. 준비과정 중에 넓은 세상과 다방면의 더 많은 사람들을 만나면서 나 스스로도 참 많은 것을 느끼고 배웠다.

만약 내가 부유한 가정에서 자랐다면 이 많은 기회들을 진작 더 누리고 지금 다른 삶을 살고 있지는 않을까 하는 마음도 살짝 들었던 것이 사실이다. 짧지만 지나간 세월을 돌이켜보고, 내가 바라던 삶을 이미 살고 있는 사람들을 만나고 들으며 진한 아쉬움이 들었었다. 그러나 후회는 없었다.

아직 늦지 않았고, 지금의 내 삶도 누군가에게는 목표이자 선망의 대상일 수도 있다는 마음이 들었다. 또 앞으로 내가 또 다른 길을 개척한다면 나를 보고 또 다른 누군가는 꿈을 꿀 수 있지 않을까 하는 주제넘은 생각도 하게 되었다.

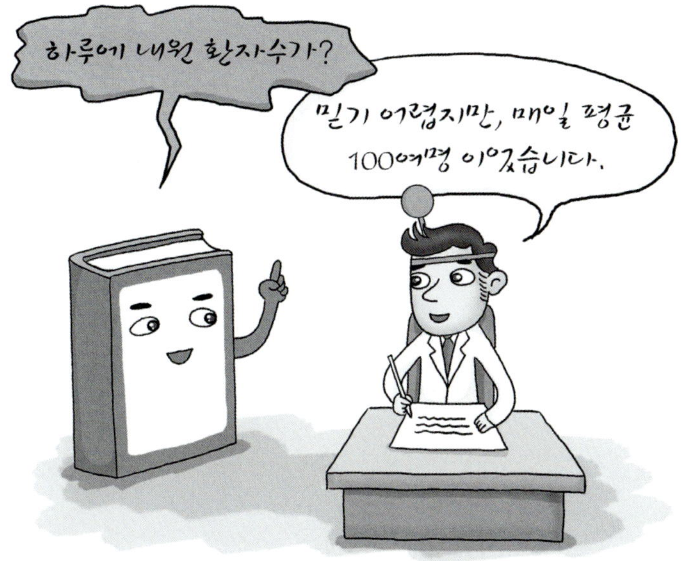
하루에 내원 환자수가?
믿기 어렵지만, 매일 평균 100여명 이었습니다.

5) 치과계의 변화, 발전과 퇴보

치과의사의 길이란 과연 무엇일까, 과거 선배님들이 누렸다는 이른바 호시절이 다시금 올 수 있을까.

지금의 나와 같은 세대 치과의사들과 이야기를 나누다 보면 공감할 수 있는 것들 중에 선배들과의 세대차이라고 대변될 만한 것들이 좀 있다.

그 중 대표적인 것들이 경기불황과 관련된 것들이다.

선배님들이 주로 하시던 말씀들 중에 농담 섞인 말로 '단군이래 호경기였던 적이 없다.' 는 것이 있다. 후배들을 만나 하는 이야기들이다 보니, 우리 때도 경기가 어려웠으나 잘 살았다, 후배들도 열심히 노력하라는 좋은 말씀임이 분명하지만 후발 주자로 사회에 나온 젊은 세대들에게는 개원 자리도 없고 수가도 무너져있는 상태에서 노력만으로 어쩌라는 것인가 하는 불평불만들이 생길 법도 한 이야기이기도 하다.

반면 선배님들께서는 요즘 졸업하고 나오는 치과의사들이 치과의사의 품위를 지키지 못한채 가격 파괴니, 서민 임플란트니 하면서 시장을 혼란스럽게 만들어 놓고, 공격적으로 운영하겠다며 이상한 마케팅 업자와 함께 상권을 어지럽히니 다같이 망해가는게 아니겠느냐 하는 날카로운 지적들을 많이 하신다.

어느 하나 틀린 말이 없다. 다만 같은 치과의사들끼리 같은 시장내에서 선의의 경쟁을 벌이는데 있어 너무 소모적인 싸움이라는 생각이 드는 것도 사실이다.

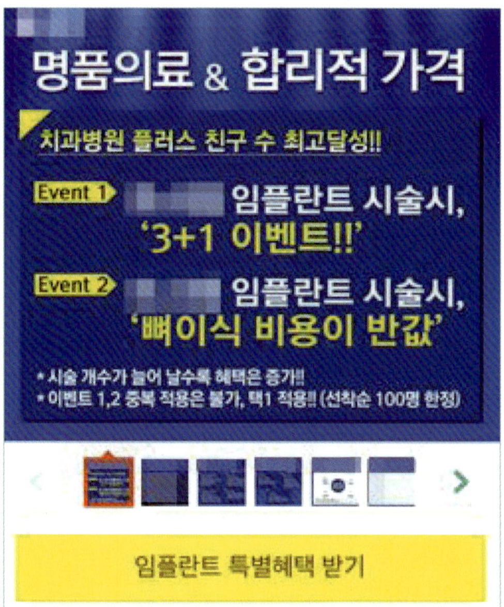
명품의료 & 합리적 가격
치과병원 플러스 친구 수 최고달성!!
Event 1
임플란트 시술시,
'3+1 이벤트!!'
Event 2
임플란트 시술시,
'뼈이식 비용이 반값'
* 시술 개수가 늘어 날수록 혜택은 증가!!
* 이벤트 1,2 중복 적용은 불가, 택1 적용!! (선착순 100명 한정)
임플란트 특별혜택 받기

공공연하게 광고하는 이른바 덤핑임플란트 광고이다.
(출처 : 덴탈포커스)

냉정하게 돌아봤을 때 치과계는 이미 예전부터 위기상태였다. 치과계의 어른들이 보시는 위기의 방향과, 후배들이 보는 위기의 방향이 사뭇 다를 수는 있겠으나 현재의 위기상황을 타개해야 한다는 의견을 같이 함에 이견은 없다.

치과계 전체의 파이는 커지지 않고 치과의사 수는 날로 증가하기만 하는데, 한정적인 시장안에서 나눠먹기 식으로 점점 경쟁적으로 가격을 낮추고 출혈 경쟁만 커지고 있으니 과연 이렇게 가는게 어디까지 가능할지에 대한 심한 우려가 드는 것이다.

【표 1】 연도별 치과의사 공급추계

	2010년	2015년	2020년
면허인력	25,754	29,774	33,794
65세 이상	1,535	2,047	2,918
사망자 수	620	708	1,018
가용 치과의사수	23,599	27,019	29,858
미취업	3,302	3,786	4,209
해외활동	495	640	784
활동치과의사수	19,802	22,593	24,865

【표 2】 연도별 치과의사 수요추계

구분			2010년		2015년		2020년	
			생산성1	생산성2	생산성1	생산성2	생산성1	생산성2
수요	추계	가정 1	20,915	19,555	22,479	21,031	24,038	22,508
		가정 2	20,439	19,130	21,966	20,574	23,490	22,019
	공단	가정 1	21,579	20,838	23,192	22,410	24,801	23,984
		가정 2	21,087	20,385	22,664	21,923	24,236	23,463

주) 가용인력 : 65세를 은퇴로 간주
활동인력 : 병원, 치과병원, 치과의원, 보건기관, 학교 및 유관단체에서 근무하고 있는 치과의사로 가용인력에서 미취업, 해외이주, 사망 등을 제외한 치과의사 수.
가정1 : 비 진료 부문 치과의사의 비율이 7.9%인 경우; 가정2: 비진료부문 치과의사의 비율이 10.0%인 경우
생산성1 : 치과진료 입원:외래 비율이 2:1인 경우; 생산성2: 치과진료 입원:외래 비율이 1.05:1인 경우

추계 : 본 연구에서 공급추계한 활동치과의사 수(17,257명)를 기준년도 활동치과의사 수로 사용한 경우
공단 : 2005년 건강보험공단 요양기관 현황 치과의사 수(17,771명)를 활동치과의사 수로 사용한 경우

자료에서 예측한 2020년 까지 치과의사 공급과 수요 자료. (출처: 보건사회연구원, 보건사회연구 27(1), 2007,81-102, 치과의사 인력 현황 및 수급 예측, 신호성, 홍수연)

【표 3】 연도별 치과의사 수요/공급 현황

구분		2010년		2015년		2020년	
		생산성1	생산성2	생산성1	생산성2	생산성1	생산성2
추계	가정 1	−−	+−	+−	++	+	+++
	가정 2	−	+	+	+++	++	+++
	평균	−	+−	+−	++	++	+++
공단	가정 1	−−	−	−+	+−	+−	+
	가정 2	−−	−	−+	+	+	++
	평균	−−	−	−+	+	+−	++
전체 평균		−−	−+	+−	++	++	++

주) 가정1 : 비진료부문 치과의사의 비율이 7.9%인 경우; 가정2: 비진료부문 치과의사의 비율이 10.0%인 경우
추계 : 본 연구에서 공급추계한 활동치과의사 수(17,257명)를 기준년도 활동치과의사 수로 사용한 경우
공단 : 2005년 건강보험공단 요양기관현황 치과의사 수(17,771명)를 활동치과의사 수로 사용한 경우
생산성1 : 치과진료 입원 : 외래비율이 2:1인 경우; 생산성2 : 치과진료입원 : 외래 비율이 1.05:1인 경우
필요치과의사 수요 초과(공급부족)
−+ : 0~499 (필요치과의사 수가 500미만으로 부족한 경우)
− : 500~999
−− : 1,000~1,999
−−− : 2,000~2,999
필요치과의사 공급 초과
+− : 0~499 (필요치과의사 수가 500미만으로 공급이 초과되는 경우)
+ : 500~1000
++ : 1000~1,999
+++ : 2,000~2,999

이미 예전 연구 자료에서도 치과 의사는 공급이 수요를 초월하는 것으로 예측되었다. (출처 : 보건사회연구원, 보건사회연구 27(1), 2007,81-102, 치과의사 인력 현황 및 수급 예측, 신호성, 홍수연)

국가별	2015		2016		2017	
	치과의사	천명당 치과의사	치과의사	천명당 치과의사	치과의사	천명당 치과의사
아시아						
한국	23,540	0.5	24,150	0.5	25,300	0.5
일본	–	–	101,584	0.8	–	–
북아메니카						
캐나다	22,454	0.6	23,060	0.6		–
유럽						
오스트리아	4,906	0.6	4,954	0.6	5,009	0.6
벨기에	8,291	0.7	8,478	0.8	–	–
체코	8,461	0.8	7,955	0.8	–	–
덴마크	4,205	0.7	–	–	–	–
프랑스	42,602	0.6	43,026	0.6	–	–
독일	69,977	0.9	70,305	0.9	–	–
이탈리아	47,604	0.8	48,559	0.8	49,363	0.8
노르웨이	4,434	0.9	4,527	0.9	4,590	0.9
스웨덴	7,813	0.8	–	–	–	–
스위스	4,200	0.5	4,217	0.5	–	–
영국	34,621	0.5	34,867	0.5	34,760	0.5
오세아니아						
오스트레일리아	13,834	0.6	14,205	0.6	–	–

OECD 주요국가와 비교한 인구 천명당 치과의사수. 한국은 0.5명을 유지하고 있어 OECD 주요 국가들에 비해 치과의사의 수가 부족한 것으로 나온다. 치과의사가 공급과잉이 되는 현실을 예측한 국내 연구자료와 비교했을 때 다소 상이한 결과를 보인다. 현재의 국가적 흐름으로 볼 때 치과의사의 공급 숫자는 지속적으로 늘어나는 방향으로 될 가능성이 높다. (출처: 국가통계포털, OECD 의료 종사자수)

국가 경제상황에 대한 문제라면 비단 치과계에만 국한된 문제기야 하겠나마는, 치과라는 업종의 특성상 국민건강 보험의 적용영역이 적고 비보험 비중이 높아 비보험 가격에 대한 할인 접근이 쉽기에 가격 마케팅에 치중하게 되는 경향이 높다. 그리고 새로이 적용되는 보험의 영역은 과거에 비해 상당히 엄격한 규제를 받도록 설계되어 현장에서 활발히 적용하기에 녹록치 않은 부분들이 많다.

이처럼 그저 흘러가는대로 그 안에서 열심히 진료만 하는 것이 과연 치과의사의 길이 맞는 것인가 하는 걱정이 생기게 되고 그렇다면 그것을 적극적으로 타개하고 공동의 파이를 크게 만들 수 있는 그 역할을 과연 누가 하고 있는가에 대해 고민하게 된다.

치과의사의 길을 간다는 것은 임상과 경영의 두가지로 나누어 볼 수 있을 것이다.

아마 대부분의 치과의사들은 치과의사를 꿈꾸던 어린 시절이나 치과대학을 다니던 학생시절까지만 해도, 학교에서 가르쳐주는 것을 열심히 익히고 환자 실습을 성실히 하면서 내 실력을 키우는 것이 치과의사의 전부인 것으로 생각하곤 했을 것이다.

물론 난생 처음 접하는 학문인데다 그 양 또한 방대하며, 진료를 하는 것을 익히기에도 버거웠을 시절이라 당연히 배우고 익히는 것이 먼저였겠지만, 나중에 치과의사로 사회에 진출하였을 때 실제 치과를 어디에서 할 것인지를 결정하는 것부터 시작해 개원시 무엇이 필요한지, 운영을 한다고 했을 때 매출과 경비는 어떻게 이루어지는 것이 적정한지, 또 그럴 때 수입과 세무적인 부분이 어떻게 이루어지는지 등에 대한 것은 학생 시절에 대비하고 준비해야 한다고 보기에는 감히 상상하기 어려운 것들이다.

치과의사들마다 생각하는 것이 다를 수 있겠지만, 개원가에 나와 실제 임상을 시작함에 있어 진료를 잘하는 것은 아주 기본적인 것에 그치지 않나 싶다.
환자가 병원에 왔을 때 올바른 진단을 하고 적절한 치료를 하며 그 치료에 대해 임상가인 의사가 책임을 지는 것은 어찌 보면 환자들에게 아주 당연한 것이니 말이다. 그런 만큼 치과의사들 또한 내가 진료를 잘했다, 치료를 잘 끝마쳤다 라는 그 당연한 것에만 만족하며 있을 수 없다는 뜻이다.

병원을 운영하면서 실제 처음으로 맞닥뜨리는 어려운 문제는 병원에 이미 걸어 들어온 환자에 대한 것이 아니라, 길에 있는 저 사람들을 내 병원으로 걸어 들어오게 만드는 그 부분에서부터 나오기 때문이다.

과연 내 경쟁력은 무엇일까에 대한 물음도 대부분 여기에서 나온다.

환자가 많으면 많은 대로 지금의 이 환자들이 왜 나를 찾아오는 것일까에 대한 물음이 생기고, 과연 내가 지금 가진 경쟁력을 얼마나 유지할 수 있을까라는 걱정도 생긴다. 새로 나타나는 경쟁자들이 언젠가는 나를 대체하는 날이 올 것이니 그에 대한 대비도 해야 한다.

또한 경영상의 실제 어려움 또한 날로 늘어간다.

최저임금이 올라가니 직원들 급여는 올라가고, 임대료도 언제 상승할지 모르며 세금부담도 점점 늘어간다. 이렇게 점점 이익률은 낮아지는데 수가는 올라갈 길이 없고 혁신적인 새로운 치료가 등장하여 임플란트가 등장했을 때처럼 치과의 호시절이 오길 바라는 건 희망사항일 것만 같다.

장황하게 늘어놓았지만, 결국 내가 해외로 눈을 돌린 것도 결국 한발 빨리 움직여야 새로운 시장을 선도할 수 있겠다는 판단에서였다. 한국 시장은 결국 침체되어 갈 것이라는 안타까운 전망 때문이었다고 해도 틀린 말은 아니겠지만, 그것보다도 한국 치과의료계 전체 시장이 더 이상 침체되지 않게 하려면 어떻게 해야 하는지에 대한 발버둥을 나부터 시작한 것이라고 하는 편이 더 맞게 들린다.

나 혼자서 무엇을 대단하게 할 수 있을까 싶지만, 내가 먼저라도 하지 않으면 안될 것 같았다. 나부터도 작금의 치과의료 시장의 위기를 견딜 수 없었기 때문이다.

이렇게 차근차근 치과의사 해외진출이라는 과정이 시작되고 있었다.

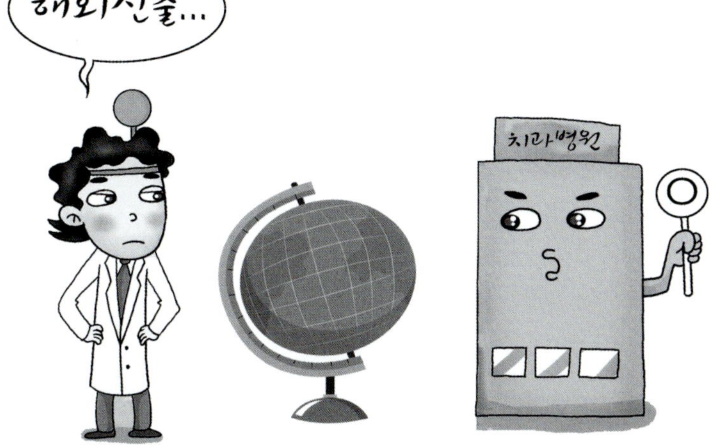

6) 한국 치과의사가 해외에 산다는 것

한국 치과의사가 이 글을 읽고 있다면, 해외에 사는 것을 상상한다는 것의 시작은 아마 대부분 비슷할 것이다.

여유로운 삶, 협조도 좋은 환자들, 공단이나 심평원의 간섭이 없는 소신 진료, 저녁이 있는 가정생활, 자연환경 속에서 틈틈이 즐기는 취미생활 등.

한국에서 경제적인 여유를 꽤 갖추었지만, 톱니바퀴 맞물려 돌아가듯 지치고 힘든 매일의 연속을 과연 언제까지 계속해야 할까 하는 막연함, 그리고 과연 은퇴를 했을 때 지금의 생활 수준에 비해서 내 노후 생활은 어떻게 달라질까 하는 걱정들까지. 그런 와중에 소위 개발도상국이라는 곳에서 진료를 할 수 있다면 어떨까 하는 상상을 해보는 것이다.

한국에서 치과의사라는 직업을 가진 사람들의 거의 대부분을 보면 대체로 어렵게 생활을 하고 있지는 않은 것 같다. 물론 개개의 어려움이야 누구에게나 다 있을 것이고, 삶이란 어느 한 부분이 해결됐다고 해서 꼭 윤택하다고 말할수도 없는 것이겠지만 그래도 경제적으로는 꽤 수준 이상의 생활을 영위하고 있을 가능성이 많다 하겠다.

내부사정이야 그렇다 치고, 외부에서 치과의사라는 직업군을 바라보는 시각이 이러하기 때문에 치과의사들이 남들과 다른 선택을 했을 때 이목이 유독 더 집중되는 것 같다.

순전히 나의 경험에 한정된 이야기일 수 있겠지만, 내가 잘되던 치과를 정리하고 해외로 진출하여 다른 일을 한다고 했을 때만 해도 그 이야기를 들은 주변의 시선이 곱지만은 않았다. 치과사업을 하러 가는 것이니 아예 다른 길을 가겠다는 것은 아니었지만, 수년간 열심히 노력한 결과 현재 왕성하게 잘되고 있는 치과를 정리한다는 것이 그들에게는 매우 생소한 일이었던 것이다.

이제 벌만큼 벌어서 그런 것이냐부터 무슨 큰 사고를 쳐서 그런 것이냐, 현금 누락 등의 편법, 불법 행위들을 많이 해서 이른바 손털기 용으로 그러는 것이냐 등등, 하나하나 설명하기도 힘들만큼 이상한 이야기들을 많이 듣곤 했다.

나는 개원 생활을 하면서도 서너차례 부업을 같이 한 경험이 있다. 학생회장을 할 당시 함께 단체활동을 했던 타교 학생회장들과 졸업 후에도 계속 교류를 하면서 모임을 만들었고, 그 모임에서 뜻있는 몇이 모여 회사를 창립, '치아명찰 아이가드' 제품을 개발하여 당시 특허출원까지 진행했었다. 또한 그 이후에는 서울, 수도권 등지에서 직접 창업을 통해 몇차례 요식업 매장을 운영하기도 했었다.

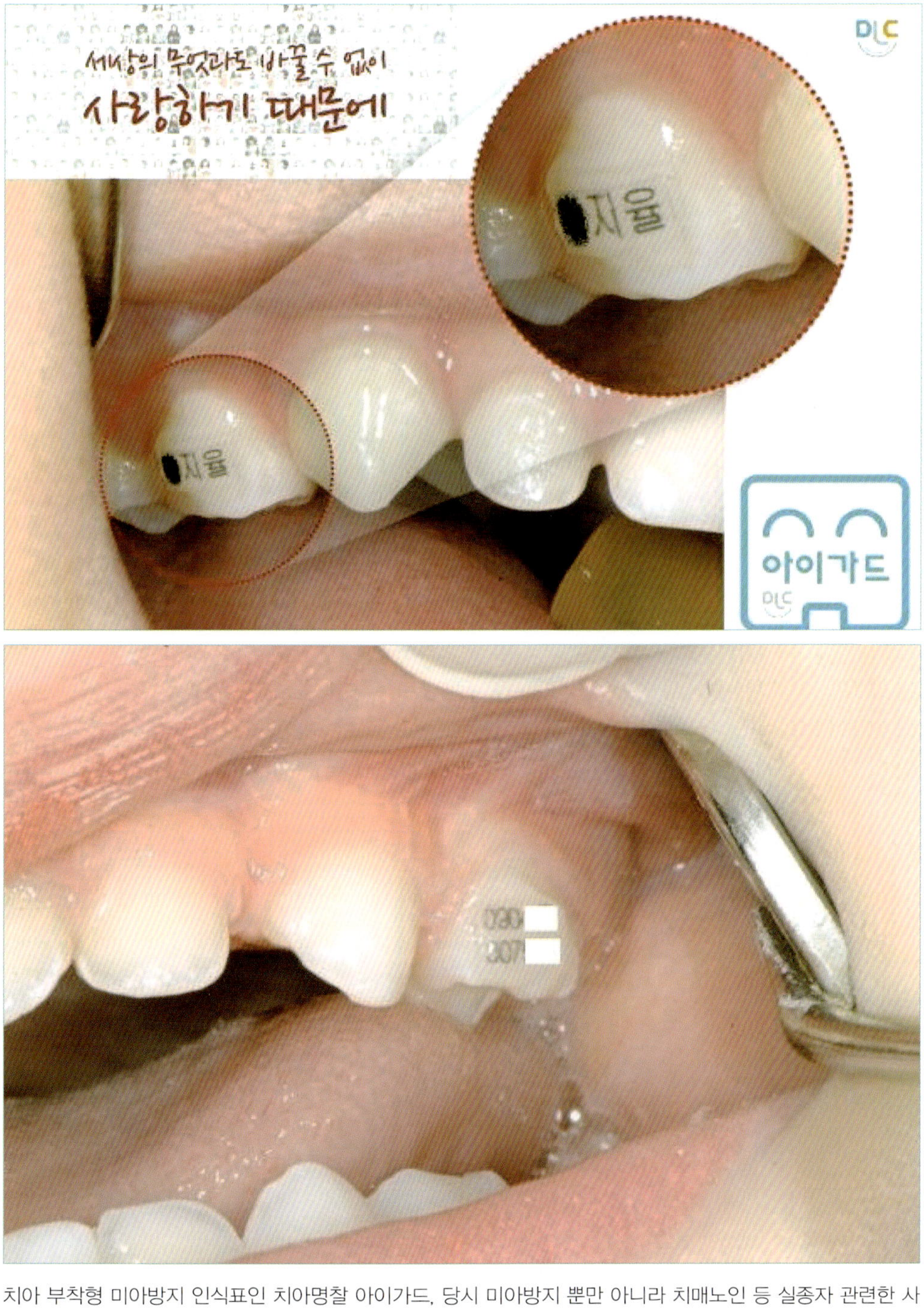

치아 부착형 미아방지 인식표인 치아명찰 아이가드, 당시 미아방지 뿐만 아니라 치매노인 등 실종자 관련한 사업으로 확산시키고자 노력했다.

요식업 매장을 처음 창업하던 당시 주변 지인들이 했던 이야기들도 별반 다르지 않았다.

그들의 시선에서는 내가 많이 낯설었을테지만, 나는 어쩌면 내가 해보고 싶었던 것들이 떠오르면 꼭 해보고야 마는 성향을 가지고 있었던 것 같다. 그제서야 그것이 수면위로 드러나기 시작했던 것일 뿐 말이다.

당시 가게 주변에 나보다도 어린 청년 창업가들이 제법 있었는데 그 친구들이 어려운 경쟁 환경에서도 정말 즐겁고 열심히 노력하는 모습을 보면서 많은 감명을 받곤 했다. 어쩌면 내가 모르고 있던 또 다른 삶의 자세를 배우게 된 값진 시간이었던 것 같기도 하다.

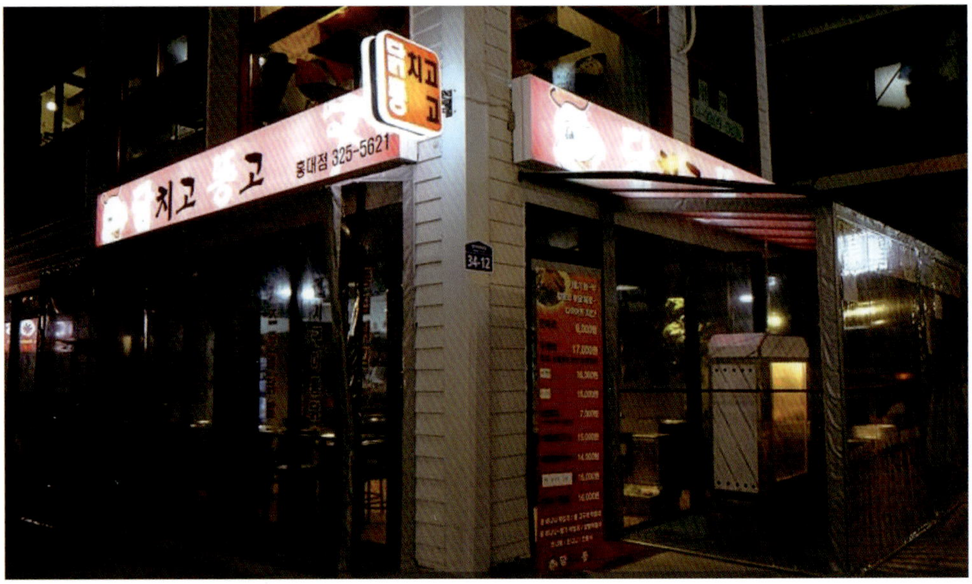

2013~2014년 당시 가장 인기지역인 홍대앞 거리에 가족과 창업했던 요식업 식당. 프랜차이즈가 아니라 직접 메뉴부터 조리법까지 다 개발했던 식당. 당시 개원의 였음에도 진료를 마치면 가게로 출근해 일을 하곤 했다.

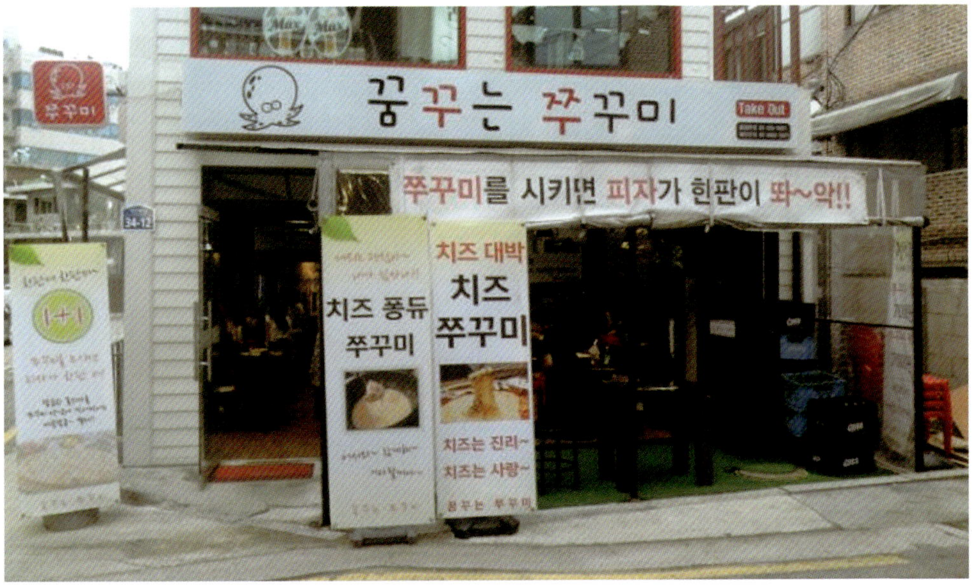

이어서 창업했던 또 다른 요식업 매장. 이때 가게들을 하면서 주변 젊은 상인들과 여러분들을 보며 많은 것을 느꼈던 값진 시간이었다.

치과의사로 해외살이를 한다는 것도 마찬가지다.

한국에서 잘되던 사람이라고 하면, 그런데 왜 해외까지 나왔느냐고 묻고 의심섞인 시선을 먼저 보내니 말이다. 물론 이 곳이 개발도상국이기 때문에 갖는 특수한 시선일 수도 있는데, 과거부터 개발도상국에 병원을 하고 있는 사람들 중에는 이른바 출신이 애매모호한 사람들이 실제로 많았었기 때문이다.

나와 우리 구성원들도 시장조사를 통해 이런 것들을 잘 파악했고 나름의 대비를 했다고 생각했지만 결과는 생각보다 훨씬 더 우리의 예상을 빗나갔다.

치과의사라는 전문직종의 사람들은 해외에 거주하는 한국 교민들 입장에서는 주변에서 쉽게 만나보기 힘든 사람들이라고 할 수 있다. 다른 직종들에 비해 면허에 관련된 부분을 해결하지 못하면 해외에서 진료 자체를 할 수 없다보니 의료인이라는 계통의 사람들이 해외에서 거주하고 활동하는 사례가 드물기 때문에 그렇다.

7) 한인병원의 두 가지 얼굴

해외를 가보면 여지없이 한인 병원들이 자리를 잡고 있는데, 그 유형들을 조금 살펴보면 참 재미있다. 우선 크게 원장의 국적이 한국인이라서 한인병원이라고 하는 경우와 실제 한국 의료인 면허를 소지하고 있어서 한인병원이라고 하는 경우로 나누어볼 수 있다. 사실 이 두가지를 두고 한인병원이라는 것을 정의하는 것에 있어 어떤 것이 옳은 것인지를 내가 정할 수는 없는 노릇이다.

처음 해외시장 조사를 시작하고, 이 부분에 대한 생각을 정리하기까지 참 어려운 점이 많았다. 이 문제는 현지 시장에서 생각보다 민감한 사안이다 보니 우리가 어떻게 이 문제를 인식하는가에 대한 것, 그리고 나아가 우리 병원도 한인병원이라는 이미지를 어떻게 만들어갈 것인가에 대한 전략적인 접근이 매우 중요했다. 그 과정 중에 있었던 여러가지 사건, 사고들도 현지에서 있었던 경험담들을 토대로 계속 다뤄볼 예정이다.

앞서 밝혔듯 한인병원이라는 것을 대중적으로 어떻게 정의하느냐의 문제는 나의 몫이 아니다. 한인이 쉽게 진료받을 수 있는 환경을 만들어 놓는 것이 한인병원이라고 한다면 의사가 한국 의료인 면허를 가지고 있는지의 여부가 아주 중요한 사안까지는 아닐 테다.

어차피 다른 나라에 살고 있는데 원장이 한국 면허를 가졌든 제3국의 면허를 가졌든 살고 있는 나라에서 볼 때는 똑같이 타국의 면허를 가진 상태이니, 한인들이 병원에서 말 통하고 속시원히 진료받을 수만 있다면 무엇이 문제겠느냐 하는 것이다.

실제로 미국에서 한인 상대로 병원을 하는 경우를 보면 거의 대부분이 한국 의사가 미국 면허를 다시 취득한 경우이거나 또는 대학부터 미국에서 졸업하고 미국 면허를 취득한 경우이다.

교포 2세이거나 조기 유학을 간 경우로 미국 문화에 대한 적응과 의사소통에 전혀 무리가 없는 일부 사람들을 제외한다면, 진료를 하면서 발생하는 많은 상황들에서 아주 원활하게 의사소통이 되기까지는 제약이 있고 이러한 의사소통의 장애가 곧 전문성의 결여로 오해되기 쉽다 보니 미국 면허가 있더라도 한국교민들을 상대로 진료하는 현실 상황이 만들어지는 것이다.

더군다나 미국처럼 각 인종이나 민족별로 보더라도 각 시장의 규모가 매우 크다면 일부 교민들만을 상대로 하더라도 경영면에서 무리가 없기에 그럴 수도 있다.

이런 경우에 비추어, 한인병원이라는 것의 개념이 모호해져 온 것이 사실이다.

각 나라별 의료의 수준을 열거하여 비교하기는 어렵겠지만 일례로 임상가의 술기 수준은 한국이 미국 수준에 전혀 뒤쳐질 바 없다고 생각한다. 그러나 학문의 발달정도나 의료인에 대한 사회적 대우와 수준 등에서 본다면 한국보다 미국이 훨씬 좋은 것이 사실이다. 그렇기 때문에 우수한 인력들이 전 세계에서 모이고 거기서 또 발전이 이루어진다.

그러므로 미국에서 대학을 나오고 미국 의료인 면허를 가진 한국인이 원장이고, 그 원장이 비록 한국 의료인 면허가 없다 한들 그것과 무관하게 우수한 수준의 교육을 받았으며 높은 수준의 임상 진료를 할 것이라는 사회적 약속과 믿음이 있는 것이다.

의심할 여지없는 정식 면허를 가졌다면 그 국가가 보증하는 훌륭한 의료인 일 것이고, 한국인이라 소통까지 원활하다면 한국 교민 입장에서는 훨씬 좋은 수단이 되는 것이다.

생각해 볼 문제가 여기서 한가지 발생한다.

그렇다면 만약 한 임상가의 교육 수준이나 임상 실습, 또한 진료의 경험도 면에서 일정 수준 이상을 장담할 수 없는 경우라면 어떠할까.

한국 치과의사라는 것은 한국의 치과대학 정규 6년 과정을 모두 마치고, 국가고시를 통과한 경우를 뜻한다. 또는 한국에서 인정하는 교육과정을 가진 일부 외국 대학을 마치고 대한민국 치과의사 국가고시 예비시험을 통과한 다음 최종적으로 대한민국 치과의사 국가고시까지 합격한 경우를 뜻한다.

한마디로 실제 대한민국 치과의사 면허를 취득한 사람들이라는 의미이다. 요즘은 면허를 가지고 있다하더라도 그에 걸맞는 수준을 유지하지 못하거나 사회적으로 지탄받는 진료를 하는 경우들이 늘어간다고는 하지만 그래도 일반 환자분들이 병원에서 진짜 치과의사가 맞는지 아닌지를 의심해야하는 일은 거의 없다.

과거 시골에서는 틀니쟁이, 이빨쟁이 같이 야매 진료하는 사람들도 있었다지만 지금은 그래도 거의 대부분 사라졌으니 말이다.

그러나 중국 등지나 동남아 국가들에서는 아직 한국치과의사와 한국원장 사이의 개념이 좀 모호한 경우가 많다.

한국을 제외한 거의 모든 나라에서 그렇듯, 중국이나 동남아도 일반인의 의료기관 개설이 가능하다. 그러다보니 베트남의 경우도 90% 가량의 치과가 일반인 소유이다. 치과의사의 경우는 아직 면허제도가 확립되지 않은 상태이다 보니 단독진료를 하거나 단독으로 의료기관 개설을 할 수 있는지에 대한 자격에 제약이 있기도 하다.

그러다 보니 과거에 치과와 관계 있는 직종에 종사하던 한국인이나, 혹은 아예 관계가 없다 하더라도 치과 혹은 병원에 관심이 있는 일반인들이 현지에서 병원을 개설하고 한국인 원장이 있다고 하는 경우들이 더러 있어 왔다고 한다.

관련이 아예 없는 사람이라면 진료에 대해서도 전혀 모르기 때문에 원장행세는 힘들겠지만, 본인이 대표이니 오늘 특별히 할인을 해주겠다며 환자를 상담하는 경우가 실제로 존재하기도 했었다.

베트남의 경우 일반인이 병원을 개설하는 경우에는 베트남 현지 치과의사를 고용하여 진료행위를 하게 되는데, 앞서 말했듯 이러한 경우가 법률에 저촉되는 것은 아니니다. 전혀 문제없이 가능한 행위라는 뜻이다. 그러나 한국 교민 사회에서 해당 병원이 한인병원이고 한국인 원장이 있다고 홍보를 하며 진료행위를 하게 되면 그때부터는 크고 작은 여러 문제들이 발생하게 된다.

이 책의 전반에 걸쳐 이 이야기들을 계속 다룰 예정이긴 하지만 지금 조금 더 이야기를 이어가면서 내가 느낀 치과의사의 해외살이의 어려움을 풀어보려 한다.

한국원장이 있다는 간판을 내세워 일반인이 진료에 개입하거나 또는 실제 임상 수준이 정립되지 못한 치과 종사자들이 의사인양 행세를 하며 원장으로 진료를 하는 경우에는 책임질 수 없는 엄청난 결과를 초래하게 될 수도 있다.

베트남 치과의사를 고용해서 치료를 하는 경우에도 마찬가지일 수 있는데, 제대로 된 진단과 임상 경험이 뒷받침 되지 않는 현지 치과의사들도 많다 보니 주먹구구식 진료를 받다 결국 크게 탈이 나서 우리 병원으로 오시는 경우 또한 많다. 물론 종종 오래 계신 교민분들을 만나 이야기를 나누다 보면 베트남 치과의사들도 손이 좋아서 치료를 잘하더라 라고 말씀을 하시곤 하지만 실제 우리가 알고 있는 현대 치의학의 개념이 잘 정립되어 적용되고 있는지는 의문이 남는 부분이다.

물론 베트남 치과의사들도 수준 높은 진료를 하는 경우가 당연히 있다.

내가 친하게 지내는 여러 현지 치과의사들의 경우도 많은 노력을 하며 실제로도 훌륭하게 진료를 잘하고 있다. 그러나 조금 더 세부적인 내용들을 들춰보고 나면 베트남 치과계의 민낯을 마주하게 된다.

베트남을 선택하게 된 이유가 여기에도 있는데, 이것도 이 책에서 계속 이어서 풀어나갈 것이다. 의료인이란 응당 내 환자에 대한 책임을 지는 것이 당연하고, 그에 걸맞는 노력을 하며 의료인이 가진 의학적 지식 내에서 가장 적합한 결정을 내리고 성심껏 최선을 다해 진료를 해야 한다. 그러나 아직까지는 한국에서 이런 책임감을 가지고 왕성히 활동하던 의료인들이 개발도상국으로 직접 진출한 경우가 거의 없었다.

이 곳 베트남 호치민에도 우리가 진출하기 전까지는 한국 치과의사가 직접 진출한 경우가 손에 꼽았으니 말이다. 그분들이 어떤 사연이 있어서 여기에 오셨는지 각자 다를 테지만, 한인치과라는 곳이 십여곳 존재하는데 한국 치과의사가 직접 진출한 경우가 두어 곳 밖에 되지 않았었다고 하니 시장조사를 하던 우리는 조금 의아한 생각이 들기 시작했다.

한국 치과의사가 직접 진출한 곳, 일반인이 치과를 개설하고 한국에서 한달에 한두번씩 한국 치과의사가 방문해 진료하고 평소에는 베트남 의사만 진료하는 경우, 한국 면허자는 아니고 필리핀 등 동남아 타국가 치과의사인 한국원장이 진료를 하는 경우, 기공사 등 치과 관계업 종사 경험이 있는 일반인이 개설하고 베트남 의사가 진료를 하는 경우 등 다양한 종류의 한인치과 들이 운영 중에 있었다.

여러 번 밝히지만 어떤 형태가 한인치과이냐는 것은 받아들이기에 따라 다를 수 있다.
중요한 것은 일반 환자분들의 경우 수준 높은 정규 교육과정과 임상 실습, 많은 진료 경험과 신뢰할 수 있는 의료인의 자세 등등 한국 치과의사라는 것이 가지는 많은 의미들을 신뢰하는 것 일텐데, 안타깝게도 한국 원장이라는 이름으로 교묘히 그 신뢰를 이용하면서 대중들에게 홍보하고 진료하는 경우들도 있었다는 것이다.

한인병원, 한국 원장, 그리고 한국 치과의사.

이 중요하고도 미묘한 의미의 차이들에 주목하게 되는 이유이다.

타국가의 면허를 가지고 있어도, 그리고 그 면허가 당당하고 정립되어있는 면허라는 자신감이 있다면 무엇이 문제겠는가. 그러나 교묘한 술수로 한국 원장이 있다고 하며 한국 치과의사 인양 그 의미에 편승하고, 그리고 누군가 정확히 물었을 때는 '외국면허예요.' 라면서 대중들로 하여금 마치 미국 등 선진국에서 공부하고 면허를 취득하고 온 것처럼 보이게 유도하기 시작한다면 좀 생각해볼 만한 일이다.

내가 진출하기 전에는 의료기관들의 이런 행태가 더욱 성행하고 있었다보니, 실로 교민들이 입는 피해가 상당했다고 한다.

몸이 아파서 방문한 현지 한인병원에서 약 먹으면 낫는다고 해 계속 약을 복용하고 고생하다 한국방문길에 병원을 갔더니 큰 병이었다는 사연부터, 뼈가 부러진 것을 진단하지 못해 치료시기를 놓치고 한국에 가서 큰 수술을 했다는 사연도 있다.

치아 안에 무엇인지도 모를 약재를 잔뜩 채워 넣어 완전 망가져 오는 경우도 허다하고, 어디가 아파서 무슨 치료를 해야 하는지에 대한 계획도 없이 무조건 눈에 보이는 치료만 해놓는 경우도 많았다. 또 치료비를 모두 먼저 당겨 받고 소리 소문 없이 문을 닫은 경우, 치료 도중에 폐업을 하여 남은 치료를 받을 수 없어 치료를 중단하고 있었다는 경우들까지 그야말로 천태만상이 아닐 수 없었다.

상황이 이러하다보니 현지 교민들에게 한인병원, 한국 의료진이라는 사람들에 대한 신뢰도는 이미 추락할대로 추락해있었다.

우리도 시장조사를 하며 이런 상황을 알고 있었고, 그렇기에 한국인 치과의사 4명인 우리가 현지에 상주하며 치과병원을 개설하면 단기간에 많은 호응을 받을 수 있을 것이라 자신할 수 있었다.

그러나 오랜 준비기간 끝에 병원을 개원하고 개원 첫해를 지나면서 우리의 기대와 현실 상황은 조금 다른 방향으로 흘러갔다.

8) 해외살이, 그 고군분투의 시작

우리도 우리 나름대로 많은 인력과 자본을 투입하여 홍보도 하고 수많은 방법들을 다 시도했다. 물론 다행히 굉장히 반응이 좋았고 많은 교민분들께서 성원해주셨다. 진출해있는 거의 대부분의 한국 대기업들과도 단독 협약을 맺었고 현지 기업들, 업체들과 협력도 차차 늘려나갔다.

그러나 진료를 하며 환자분들과 주변에서 전해주시는 소문들을 듣고 참 답답하고 안타까운 마음이 들기 시작했다. 우리는 한국치과의사 4명이 정식 과정을 거쳐 진출했으므로 그 정당성을 믿어주실거라 낙관했던 반면, 현지 교민사회의 불신의 벽은 그것을 초월하고도 남을 만큼 높았던 것이다.

병원이 곧 없어질지도 모르니 못 오겠다, 뭘 믿고 치료비를 내냐 치료를 다 마치고 써본 후에 치료가 잘된 것 같으면 그때 돈을 내겠다, 다들 치과의사라고 홍보했었지만 결국 아니었으니 당신들이라고 우리가 어떻게 믿겠느냐, 상주한다고 해놓고 막상 가면 의사는 없는거 다 안다는 소리들까지.

이곳에 진출하고 개원 첫 해를 지나며 정말 화가 나기도 하고, 답답하기도 하고, 헛웃음이 나오기까지 한 일들을 많이 겪었다.

치과의사가 해외에서 일을 하며 산다는 것, 특히 개발도상국인 나라에서 산다는 것은 이런 편견이나 잘못된 인식과의 싸움의 연속인 것 같다. 앞에서도 언급했지만 몇 년간 이곳에 살면서 들은 수많은 이야기들, 한국에서 잘된다며 뭐 하러 오느냐 라는 질문들과 의심들.기존에 잘못된 관행들과 비의료인들의 잘못된 행태들에서부터 기인한 난관들을 우리가 스스로 부딪혀 이겨내고 개선해나가는 것이 참 버겁고 힘들었다.

한국이라면 생각할 필요조차 없는 첫 단계, 진입단계 자체에서 오는 불신들을 먼저 인정하고 받아들이고 노력하는 수준까지 오는게 쉬운 일은 아니었다.

이 글을 읽고 있는 누군가가 해외살이에 대해, 그리고 해외에서도 치과의사라는 직업을 가지고 일을 하며 사는 삶에 대해 생각한다면 분명 유념해야 할 것이다.

치과의사를 포함한 의료인들은 면허에 대한 문제를 해결하지 못하면 치과의사의 일을 할 수 없는 나라가 대부분이기 때문에 어느 나라든 교민사회에서 쉽게 만나기 힘든 전문직종의 사람들이므로 그것에서부터 기인되는 여러 시선을 감당해내야 한다.

미국 같은 선진국이라면 소수민족, 사회적 약자인 인종적 문제를 어떻게 개척해나갈 것인가에 대한 고민에서부터 개발도상국이라면 한국에서 무언가 문제가 있어서 도피한 것이 아닐까라는 의심을 어떻게 견뎌내고 이겨내고 제대로 된 활동을 보여줄 것인가 라는 고민까지 말이다.

내가 생각하는 치과의사의 해외살이의 가장 큰 어려움이 이것이었다.

타국에서 산다는 것에 대한 원초적인 어려움이야 본인이 원하고 바라던 삶이다보니 얼마든지 감당할 수 있다. 해외생활을 결심한 누구라도 그만한 각오는 있을 것이다. 그러나 지금껏 알게 모르게 한국에서 누려왔던 여러 가지들, 사회적으로 보호 받던 그 많은 기본적인 혜택들이 전혀 없는 곳이 해외라는 곳이다.

로마에는 로마법이 있듯이, 해외에는 그 나름대로의 삶의 방식이 있다. 그것이 현지 사회이든 교민사회든 마찬가지이고, 교민들도 다른 문화권에서 살다보니 한국인임에도 불구하고 한국과 사뭇 다른 사고방식으로 살게 되기 때문에 온갖 일들이 신기한 방식으로 일어나는 곳이 교민사회이기도 하다.

치과의사가 이 글을 읽고 있다면, 아마 누군가는 이렇게 생각할지도 모르겠다.

한국도 말도 안되는 이야기를 하는 환자들이 많고, 치과의사가 사회적으로 보호받고 혜택을 누리기는 커녕 점점 규제만 많아지고 살기 팍팍한 환경인데 무슨 소리냐.

나도 물론 충분히 공감한다. 그러나 한국에서 치과의사로 살면서 지금은 느끼지 못하고 보지 못할지 모르겠지만 무형의 사회적 혜택들이 생각보다 많이 존재한다. 그것은 해외에 나와서 부딪히며 살아보고 생계의 최전선에 내동댕이 쳐져봐야 비로소 느껴지는 부분들인 것 같기도 하다.

'돈이 되면 뭐든 한다' 과잉진료 폭리

최근 '메디케어로 임플란트 치료'를 한다는 진덴탈그룹을 포함한 일부 치과병원 문제가 타운에서 논란을 빗고 있어 한인치과협회(회장 브라이언 홍)에서도 관심을 두고 있다. 또한 한인 의료계 에서도 문제를 제기하고 있다. 타운에서 개업하고 있는 L 박사는 "고객 유치를 목적으로 부당한 홍보를 하는 일부 의료계 때문에 한인 의료계에 대한 불신이 높아가고 있다"면서 "한인 의사협회나 치과협회 등에서 먼저 사태의 심각성을 지녀 대처해 나가야 할 것"이라고 말했다. 이번 치과 의료계의 부당한 고객 유치 등에 대하여 타운의 C치과병원 측은 주정부 당국에 정식으로 제보하고 협회 측에도 이같은 문제점을 정식으로 논의할 것을 제기하겠다고 12일 본보에 밝혔다. 본보는 이날 한인치과협회의 브라이언 홍에게 문제점을 알아 보기 위해 연락했으나, '개인 사정' 으로 연결이 되지 않았다.

독자들이 부러워마지않을 미국의 한인치과 실정도 이러하다. 로스앤젤레스 한인타운 내에서도 과잉 홍보와 가격할인 덤핑 등으로 골머리를 앓고 있다. 그만큼 한국을 떠나는 순간부터 어느 나라라도 한국과 마찬가지로 결코 쉽지 않다.
(출처 : Sunday Journal)

이와 같이 치과의사로서 갖는 해외살이는 그 자체로만 보면 단점이 많은 것처럼 느껴진다. 어찌보면 반대로 치과의사들은 이레껏 한국 사회 내에서 알게 모르게 많은 혜택을 누리며 살았기 때문일지도 모르겠다. 독자들이 모두 공감할 수 없을지라도 말이다.

말하고자 하는 것은 한가지이다.

무슨 일을 하든 어느 나라를 가든, 해외살이라는 것은 그만큼의 큰 각오가 있어야 하고 내가 지금 알게 모르게 가지고 있고 누리고 살았던 것의 대부분을 버리고 새로 시작해야 한다는 것이다.

물론 그것을 버리고 싶어서 결정하는 사람들도 많을 것이다. 버리고 싶거나 도망치고 싶거나 새로 시작하고 싶거나, 무엇이든 좋다.

내가 주제넘게 해외로 진출하려는 모든 분들의 동기에 대해 왈가왈부 할 수야 없겠지만, 무엇이든 각오를 다지고 그에 따른 희생 또한 감수해야 한다.

내 생각처럼 잘 될거라는 생각도 절대 해서는 안된다. 어느 정도 이상의 기간 동안 수입이 발생하지 않더라도 버틸 수 있을 정도로 그에 맞는 자금력이 준비가 되었거나, 언제까지일지 모르는 기간동안 지금의 삶보다 물질적으로 부족할지라도 참아낼 수 있는 가족들의 희생까지 뒷받침 되어야 한다.

또한 사업적인 진출이라면 함께 사업을 영위하는 구성원들과의 협력 또한 마찬가지로 고려해야하는 사항이다. 사업이 안되면 안 되는대로 모두의 희생과 양보가 필요하고, 잘 될때는 잘 되는대로 서로에 대한 배려가 반드시 필요하다 하겠다.

게다가 해외 사정을 잘 모른다는 점을 이용해서 중간 과정을 도와주겠다는 사람들을 경계해야 하고, 그 와중에 특히 의사들을 이용하려 하는 사람들도 조심해야 한다.

9) 베트남, 왕도는 없다

한국에서부터 호치민까지 나를 찾아오거나 강연을 들으러 오는 치과의사들은 대부분 비슷한 생각을 가지고 있다. 나는 왜, 그리고 어떻게 진출했는가에 대한 의문, 그렇다면 조금 쉬운 방식은 없는가, 아니면 나에게 봉직의 자리가 있지는 않은지를 문의한다.

내가 누누이 강조하는 것들 중에 첫 번째가 바로 '왕도는 없다.' 이다.

낯선 나라에 사실상 처음 진출하며 온갖 경우를 다 겪었다. 한국의 행정처리나 업무처리와는 판이하게 다른 이곳의 업무처리 방식들에 적잖이 당황도 했고, 상식선에서 이해할 수 없는 온갖 일들을 다 겪었다. 물론 지금도 여전히 그렇다. 그것을 해결하기 위해 다방면의 노력을 해야만 했고, 포기하고 돌아가고 싶은 생각도 여러 번 했었다.

혹자들은 말한다. 베트남은 후진국이기 때문에 뒷돈이 많이 들어가고, 뇌물만 먹이면 모든 일들이 다 된다 라고.
과연 맞는 말일까?

아예 틀린 말은 아니지만, 이곳은 그냥 바다 건너에 앉아서 인터넷에 떠도는 몇 가지 이야기들과 주변에서 종종 만나볼 수 있는 베트남에서 뭐 좀 해봤다라는 사람들이 무용담처럼 이렇다더라 저렇다더라 라고 하는 이야기들을 듣고 혼자 상상하는 곳과는 전혀 다른 곳이다.

이곳도 법과 정의가 있는 정상 국가이다. 한국이라는 나라에서 나고 자란 사람들의 눈으로 볼 때 이해가 안되는 일들도 있고 답답한 구석도 많지만, 이곳 또한 나름의 방식으로 돌아가는 곳이다.

공안이라고 부르는 공무원들이 돈을 요구하더라 라는 이야기를 아마 한번쯤은 들어봤을 것이다. 실제로 대관비용이라고 부르는 간접비용이 없는 것은 아니다. 그러나 일상에서 공공연히 돈만 주면 모든 일이 처리된다던지, 안되는 일도 돈만 주면 법과 절차를 무시하고서도 처리된다던지 하는 일따위는 없다.

주변의 누군가가 베트남에서 그렇게 일처리를 했다더라 라고 한다면, 그저 베트남은 으레 그렇다는 말을 부풀려 본인이 베트남식 일처리를 잘 알고 있다는 말을 하기 위해 호기를 부리는 허풍이거나, 아니면 원래도 될만한 일을 중간 중개업자가 돈을 요구해서 금전적 지출이 발생했던 것이라고 보는 편이 맞을 것 같다.

물론 공무원까지는 아니더라도 일선에서 일을 맡아서 처리하는 사람들에게 적은 금액을 수고비조로 주는 경우들은 종종 있다. 그러나 실제 공무원들은 뇌물 수수에 관한 엄격한 법률이 있는 탓에 그렇게 돈을 받고 일처리를 해줄리 만무하다.

그렇다면 일이 진행되는 방식은 실제로 어떠할까.

베트남에서 어떤 사업을 새로 시작할 때는 그 업종이 무엇이든, 베트남이기 때문에 내국인 외국인 구별 없이 해야만 하는 일과 우리가 외국인이기 때문에 해야 하는 일로 크게 나눠볼 수 있다.

베트남이기 때문에 해야 하는 일은 한국과 별반 다르지 않다.
현지 법에 맞춰 사업자를 개설하고, 운영을 하기 위해 영업허가를 받는 등의 과정이다. 이것은 내국인이어도 마찬가지로 필요한 절차이며 이 부분에 있어서는 하고자 하는 사업이 합법적인 범위 내에서 하는 일이라면 전혀 제약이 없다고 봐도 무방하다. 또한 임대차 계약을 하고 업종에 따른 용도를 확인하는 절차 또한 아무런 제약이 없다. 그러니 이런 과정에서 허가나 승인을 빌미로 뒷돈을 요구하는 공무원, 일명 공안들이 있을리 만무한 것이다.

단, 예를 들면 이런 경우는 존재할 수 있다.

내가 지금 거주하는 호치민의 경우 지역마다 일종의 자치구 형태를 띠고 있는 곳들이 있다. 7군 푸미흥 지역이 대표적인데 이 곳은 화물차의 통행이라든지 건설 공사 같은 것에 시간적 제약이 존재한다. 물론 호치민 전역에 걸쳐 이러한 규제가 있기도 하지만 푸미흥이라는 지역은 워낙 조용하고 안정적인 주거환경이 갖춰진 곳이다보니 조금 더 엄격한 규제가 있다.

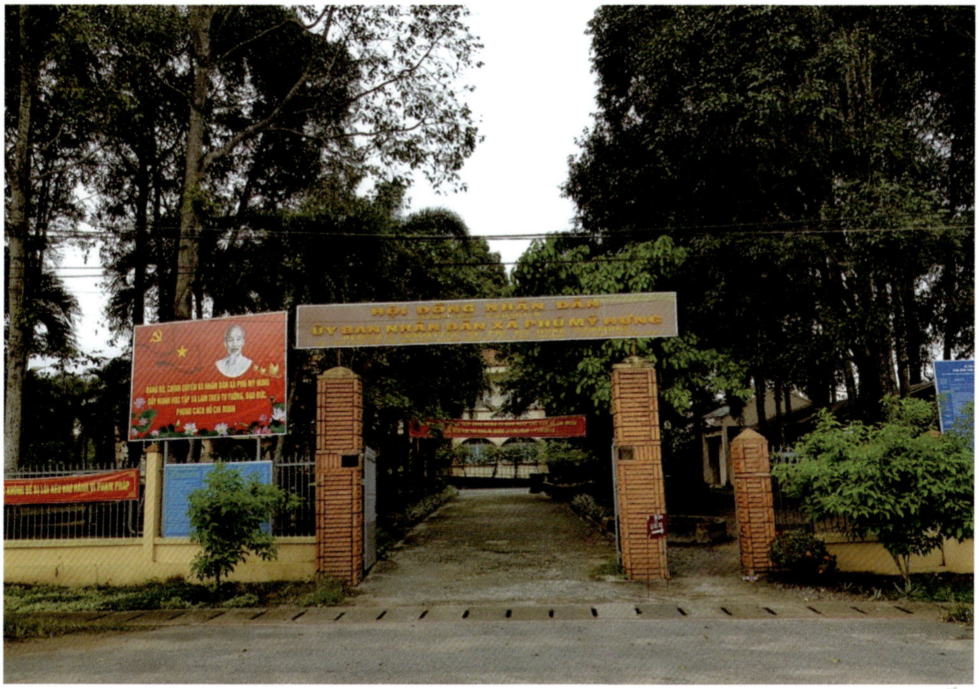

호치민시 7군 지역 푸미흥을 관할하는 인민위원회 사무소 모습이다. 이러한 관공서들에 방문하는 것은 처음에는 참 쉽지 않은 일이다.

보통 공사 진행 중에 통행 시간 규제나 공사시간 규제 등으로 인해 작업에 큰 무리가 되는 경우는 없지만, 만약 건물이나 내부 공사를 일몰 후에도 진행하고 싶거나 앞당겨 새벽부터 진행하고 싶을 때는 해당 규정보다 시간이 초과될 테니 관계 당국에 신청을 하고 허가를 받아야 한다. 또한 대형 기자재 들이 들어올 때는 컨테이너 같은 큰 화물차의 이동이 필요하기도 한데, 새벽과 심야에만 화물차가 이동할 수 있는 규정 탓에 물건의 배송이 쉽지 않다. 이럴 때도 관계 당국에 허가를 받아야 한다.

정해진 시간 동안만 공사를 열심히 진행하면 되지 않느냐 반문할 수도 있겠지만 이는 베트남의 실정을 잘 파악하지 못했기 때문에 나오는 질문이다. 베트남은 공사의 모든 과정이 아직도 수작업으로 진행된다고 봐도 이상하지 않은 곳이다. 또한 인건비가 저렴하다보니 시공사에서도 한국보다 인부를 많이 고용하는데 전문인력은 부족한 상태로 단순 인부만 늘어난 상태라 작업 동선이 비효율적이고 효율성이 떨어진다. 한국과 비교하면 2~3배는 공기가 길어지게 되는 이유이다. 게다가 낮잠을 꼭 자는 문화가 있어 점심시간을 길게 지켜줘야 하므로 작업 시간에 제약이 많기도 하다. 우기가 시작되면 비가 오는 몇시간 동안은 공사를 중단해야 하기에 아침 일찍 공사 시작을 당기거나 일몰 후에도 간단한 작업들을 하고 싶은 욕심이 들게 마련이다. 정해진 기간 내에 공사를 마치지 못하면 손해를 감수해야하는 상황이므로 누구나 그런 방법이 없는지를 물색하는 것이다.

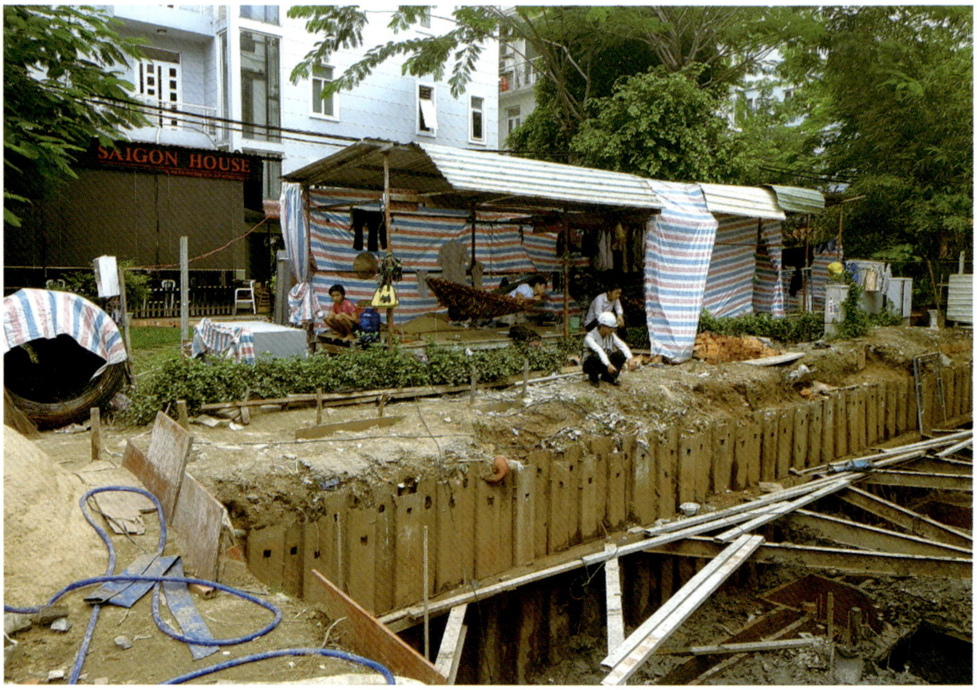

한낮의 날씨가 더운 탓에 움막에서 낮잠을 자고 휴식을 꼭 취한다. 당연히 휴식시간은 보장되어야하지만 휴식시간이 지나치게 많고 공사진행이 더딜때는 보고 있다보면 애가 타기도 한다.

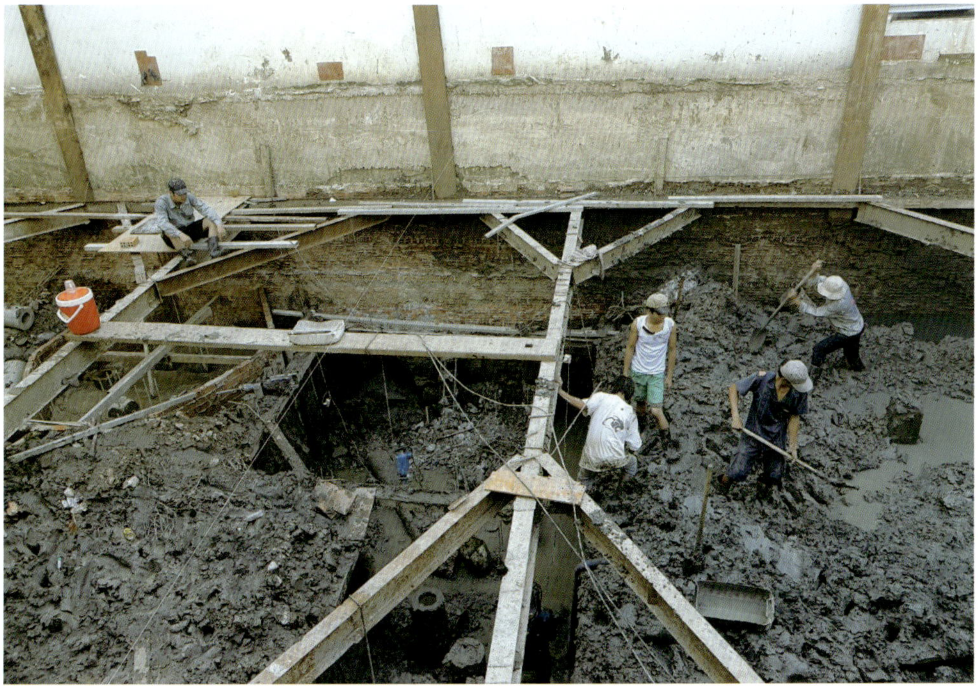

인건비가 싸서인지 대부분의 작업들을 인부 개개인이 진행하는 경우가 많다. 보고 있으면 잠깐 일하고 쉬고를 반복하기에 진행이 상당히 더딘 편이다.

그러나 공사 시간을 앞당기거나 일몰 후에도 공사를 하면 이 과정에서 소음이나 분진이 발생할 수 있다보니 주변 주민들로부터 민원 신고가 발생할 수 있다. 허가없이 공사를 진행하다 민원 신고가 발생해 단속을 당하게 되면 일정기간 동안 공사를 하지 못하거나 준공 심사시 불이익을 당할 수 있기에 관계 당국과의 긴밀한 협조가 필요하다.

규정에는 이런 경우 미리 요청을 하고 허가를 받으라고 하지만, 막상 관공서에 찾아가서 이런 상황을 설명하고 요청을 하면 굳이 왜 그렇게까지 무리하여 공사를 해야 하느냐고 반문을 하며 허가를 쉽게 내주고 싶어하지 않는다.

여러 이유가 있을 수도 있지만 괜히 실무공무원 단계에서 허가를 내주었다가 허가여부와 별개로 민원이 많이 발생할 경우 관공서 내부적으로 곤란한 일이 발생할 수 있기에 일선 공무원으로서는 그런 부분에 대한 걱정이 앞서는 것이다.

여기는 아직도 사회적 계급이랄까, 공무원, 공산당, 공안 등의 서열이 존재하는 곳이기 때문에 공무원들도 결정권자의 허락없이는 법령상 가능한 부분이라 할지라도 즉시 답하길 꺼려하기도 한다.

이런 경우 그 관계 공무원의 상급자인 결정권자에게 상황을 설명하고 협조를 요청하는 절차가 필요하기도 하다. 물론 일반인들은 상급 공무원을 쉽게 만날 수도 없고 누군지도 알 수 없기에 그 사람을 찾아서 만나달라고 부탁을 하는 과정까지가 참 어렵고 피곤한 일이다.

이런 경우 주변 인맥이나 베트남 관계자들에게 수소문을 통해 접촉할 계기를 갖고 간단한 소개자리와 인사자리를 갖곤 한다.

그러나 이런 경우에도 뇌물이 오고 가는 것은 아주 주의해야 하고 오히려 일이 잘못될 수 있으니 섣불리 그렇게 판단해서 진행했다가는 낭패를 겪을 수도 있다.

이런 경우 베트남 사람들이 좋아하는 한국 제품 선물과 간단한 식사자리 정도로 충분하다. 물론 한국에서는 이조차도 안될 말이겠지만, 베트남에서라면 이런 간단한 경우들 정도로 간접비를 지출하는 것을 소위 대관비용이라 여기면 된다.

이러한 실무상의 경우를 제외하면 베트남이기 때문에 해야 하는 일들에서 큰 어려움을 겪는 것은 거의 없다고 보면 된다. 약간 느리고 답답한 일처리들이 있을 수 있지만 이 나라의 특징이라고 생각해야 한다.

베트남에서 외국인이 어떤 일을 할 때 외국인이기 때문에 추가되는 절차들은 사실 상당히 많고 복잡하다. 치과진출에 대한 자세한 절차는 해외진출의 실제과정을 다루는 부분에서 다시 자세히 소개해보도록 하고, 지금은 일반적인 부분부터 다뤄보겠다.

들어가기에 앞서, 내가 강조하고 싶은 부분이 있다.

베트남에 치과의사가 가서 어떻게 정착하고 자리를 잡고 살고 있는가를 다루는 책의 내용에서 이런 부분이 왜 필요할까 라는 의문을 갖는 독자들이 분명 있을 것이다.

그러나 이런 베트남의 전반적인 부분들, 혹은 경우야 다를 수 있겠지만 세계 어느 나라를 가든지 간에 그 나라의 전반적인 절차와 과정들에 대한 파악을 하지 않는다면 절대로 안정적인 정착을 할 수 없을 것이라고 생각한다.

치과의사들의 경우, 물론 모두에게 해당되는 이야기는 아니겠지만, 크게 실패해보거나 어려움을 겪어 보지 않은 분들이 많다 보니 모든 일의 진행을 긍정적으로 보는 경향이 있다. 다시 말해, 내 생각이 이러이러하니 이렇게 하면 되지 않겠느냐 라고 하는 자기 확신이 너무 강한 경우들이 있다.

나 또한 사업을 구상하는 과정에서 그렇게 생각했었던 것 같다. 그러나 부딪혀보고 경험해 보면서 몇 년간 정말 많은 것을 배웠다.

그 배운 경험을 통해 내가 가진 작은 역량이나마 공유하고, 섣부른 어떤 접근이나 시도를 통해 좌절과 손해를 보게 되는 경우가 없도록 도움을 주기 위해 이 이야기들을 시작하게 된 것이다.

내가 겪은 많은 사람들 중 일부는, 베트남이라는 나라의 지리도 모르고, 어디에 인구가 얼마나 분포하는지, 이 나라의 상황이 어떠한지, 이 나라의 정치, 사회, 문화, 경제 등이 어떻게 이루어지고 흘러가는지에 대한 이해도 없이 그저 치과를 내려면 어떻게 하면 되냐는 물음만 늘어놓기도 했다.

또 내 생각엔 이렇게 하면 될 것 같은데 어떠냐 하는 자기 의견만 피력하고 만다던지, 본인의 구상에서 잘 모르는 몇 가지에 대한 단편적인 답만을 요구하는 참 이기적인 경우들도 많았다.

내 입장에서는 대답을 하기가 참 어렵다. 어디서부터 어떻게 설명해야 될지도 막막하고, 처음부터 차근차근 설명해주기에는 들을 생각도 없는 것 같고, 내가 하는 이런 설명들이 왜 필수적인지 이해시킬 자신 또한 없기 때문이다.

원하는 답만을 얻으려다가 듣기 좋은 대답을 듣지 못하거나, 그렇게 해서는 좀 힘들 것 같습니다, 그런 곳이 이 곳입니다 라는 이야기를 듣고 돌아가서는 나를 만나고 왔다며 주변에 했다는 이야기들도 참 기가 막힌다.

본인이 호치민까지 애써 만나러 갔더니 정보를 숨기고 말을 안해주더라느니, 자신을 경계해서 어두운 면만 부각시켜서 말해줬다느니 하는 것부터 시작하여 별 말도 안되는 이야기들을 떠벌리고 다니는 사람들이 있었다.

우리 내부에는 아무 문제가 없는데도 불구하고 한국에서는 우리도 모르는 헛소문들이 돌고 있고, 우리 원장님들끼리 사이가 틀어져서 전부 그만두었다느니 하는 거짓 소문부터, 우리가 병원을 매물로 내놓았다는 허위사실까지 말하기 좋아하는 사람들의 입방아에 오르내리고 있었다.

나는 언제나 선한 의지를 가지고 바쁜 와중에도 힘들게 찾아오신 분들을 성심껏 맞이하였지만, 본인 원하는 대로 듣고 생각하고 본인 하고 싶은 말만 하며 본인들 잇속만 생각하는 사람들이 참 많았다.

그러나 내가 먼저 고생하고 경험한 입장에서 이런 방향만은 놓치지 말고 주의하라는 말을 해주는 것이 내 의무라고 생각했다. 내가 입버릇처럼 말하는, 치과의사가 주체가 되는 치과사업이 꼭 성공해야 한다는 생각도 변함이 없다. 그래야 치과의사 사회가 몰락하지 않을 것이라고 본다.

어찌됐든 해외, 한정지어 내가 경험한 이 베트남만이라도 제대로 알고 도전해야 한다는 말을 하고 싶은 것이다. 내가 그렇지 못했고 그 덕에 수많은 고생과 희생을 했기에 말할 수 있다.

전반적인 정보의 수집, 상황에 대한 이해, 그리고 직접 체험하고 경험하는 것.

이 삼박자가 맞아야 비로소 첫 단계의 준비가 되었다고 봐야 한다. 그렇기에 내가 보는 시선과 경험에 국한된 것이라는 한계점이 있겠지만 분명 이런 일반적 접근이 필요하다는 것이다.

다시 돌아가서, 그럼 외국인이 베트남에서 어떤 일을 시작할 때 외국인이기 때문에 해야 하는 일들과 준비들은 어떤 것들이 있을까.

10) 베트남에서 사업하기

베트남에서 외국인이 사업을 시작하는 방법은 크게 두 가지가 있다.

하나는 현지인이나 현지 기업과 합작으로 신법인을 설립하는 방법이 있고, 또 하나는 외국인직접투자 방식으로 법인을 설립하는 것이다.

둘 다 장단점이 있을 수 있는데 합작법인의 경우 대개의 경우 현지인이 대표자를 하고 한국인이 법인장을 하는 형태를 취한다. 이런 경우 베트남 현지인이 대표자인 회사로 설립되어 현지인이 현지에서 사업을 하는 것과 마찬가지이기 때문에 업무상 일처리가 굉장히 수월해진다. 그러나 그 현지인 파트너를 구하는 일이 쉽지 않다는 것이 가장 큰 어려움이다.

중국의 경우에서 많이들 보고 들어 알고있는 것처럼, 현지인 파트너와의 불화로 인해 내쫓기다시피 하는 경우가 발생하지 않을 것이라고 누구도 장담할 수 없는 일이다. 따라서 언어도 익히고 인맥도 쌓으며 진짜 믿을만한 사람과 사업적으로 협력관계를 맺는다면 모를까 처음부터 이와 같은 형태를 취하는 것은 상당히 어려운 일일 수 있다.

외국인투자법인을 만드는 일은 어떤 사업을 할 것이냐에 따라 간단할 수도 있고 복잡하거나, 아예 불가능할 수도 있다.

우선 원하는 업종이 베트남 당국에서 외국인투자를 허용하는 업종에 포함되어 있어야 한다. 한국인들에게 흔한 업종이지만 외국인 투자법인이 불가능한 대표적인 업종으로는 미용실이 있다.

베트남 자체는 외국의 직접 투자를 통해 경제가 왕성하게 돌아가고 있지만, 자국민의 기초 생활을 위협할 수 있는 업종들에 대해서는 외국인 직접 투자를 불허한다. 모든 나라가 그렇듯 각자 다른 기준이 있는데, 베트남은 그 업종의 분류가 한국인의 일반적 상식대로만 되지는 않는다.

외국인 직접 투자 가능 업종이 아니라고 한다면 현지인 동업자와 함께 사업을 시작할 수밖에 없으므로 그 부분에 대한 준비도 필요하다. 믿을 만한 사람이 있다면 현지 동업자가 법인을 설립하고 그 법인을 외국인이 현지에서 인수 합병하는 등의 방법이 존재하나, 합법적으로 진행하기 위해서는 외국인이 베트남 현지에서 수입이 있고, 그 수입으로 법인을 인수하기 위해서 수입 출처에 대한 증빙을 할 수 있어야 하는 등의 규정이 세부적으로 따른다. 또는 외국인 직접투자 방식과 마찬가지로 자본금 증빙을 진행해야만 한다.

외국인 직접 투자 법인을 만들기 위해서는 우선 베트남 당국에 투가 허가를 신청해야 한다. 투자허가는 사업계획과 자금 규모 등을 허가 받는 과정이며 이 과정을 거쳐 투자허가서(Investment Registration Certificate, IRC)가 발급되면 당국의 허가가 끝난 것이다.

그 다음은 한국에서 자본을 송금할 시 베트남에서 자본금을 수령할 계좌가 필요한데, 이 계좌는 일반 계좌로는 불가능하고 베트남 현지 은행에 직접투자계좌라고 하는 Direct Investment Capital Account (DICA) 를 개설해야 한다. 또한 한국에서는 투자허가를 받은 사업주가 해외직접투자 신고를 해야 하며 한국 내에서 자본 출처를 증빙하고 은행에서 송금 승인이 되면 투자금을 해외로 송금할 수 있다. 자본금이 DICA로 송금되기만 하면 현지에서 바로 인출하여 사용할 수 있다.

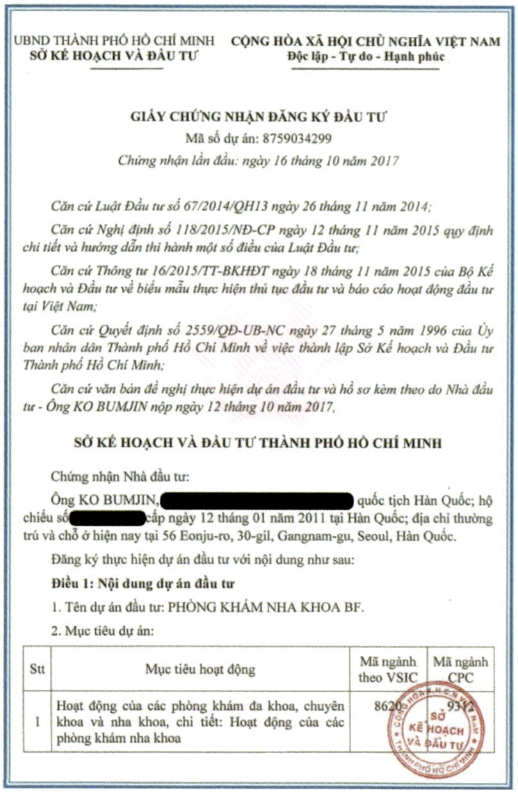

UBND THÀNH PHỐ HỒ CHÍ MINH
SỞ KẾ HOẠCH VÀ ĐẦU TƯ

CỘNG HÒA XÃ HỘI CHỦ NGHĨA VIỆT NAM
Độc lập - Tự do - Hạnh phúc

GIẤY CHỨNG NHẬN ĐĂNG KÝ ĐẦU TƯ
Mã số dự án: 8759034299
Chứng nhận lần đầu: ngày 16 tháng 10 năm 2017

Căn cứ Luật Đầu tư số 67/2014/QH13 ngày 26 tháng 11 năm 2014;

Căn cứ Nghị định số 118/2015/NĐ-CP ngày 12 tháng 11 năm 2015 quy định chi tiết và hướng dẫn thi hành một số điều của Luật Đầu tư;

Căn cứ Thông tư 16/2015/TT-BKHĐT ngày 18 tháng 11 năm 2015 của Bộ Kế hoạch và Đầu tư về biểu mẫu thực hiện thủ tục đầu tư và báo cáo hoạt động đầu tư tại Việt Nam;

Căn cứ Quyết định số 2559/QĐ-UB-NC ngày 27 tháng 5 năm 1996 của Ủy ban nhân dân Thành phố Hồ Chí Minh về việc thành lập Sở Kế hoạch và Đầu tư Thành phố Hồ Chí Minh;

Căn cứ văn bản đề nghị thực hiện dự án đầu tư và hồ sơ kèm theo do Nhà đầu tư - Ông KO BUMJIN nộp ngày 12 tháng 10 năm 2017,

SỞ KẾ HOẠCH VÀ ĐẦU TƯ THÀNH PHỐ HỒ CHÍ MINH

Chứng nhận Nhà đầu tư:

Ông KO BUMJIN, quốc tịch Hàn Quốc; hộ chiếu số cấp ngày 12 tháng 01 năm 2011 tại Hàn Quốc; địa chỉ thường trú và chỗ ở hiện nay tại 56 Eonju-ro, 30-gil, Gangnam-gu, Seoul, Hàn Quốc.

Đăng ký thực hiện dự án đầu tư với nội dung như sau:

Điều 1: Nội dung dự án đầu tư

1. Tên dự án đầu tư: PHÒNG KHÁM NHA KHOA BF.

2. Mục tiêu dự án:

Stt	Mục tiêu hoạt động	Mã ngành theo VSIC	Mã ngành CPC
1	Hoạt động của các phòng khám đa khoa, chuyên khoa và nha khoa, chi tiết: Hoạt động của các phòng khám nha khoa	8620	9312

GCNĐKĐT /2

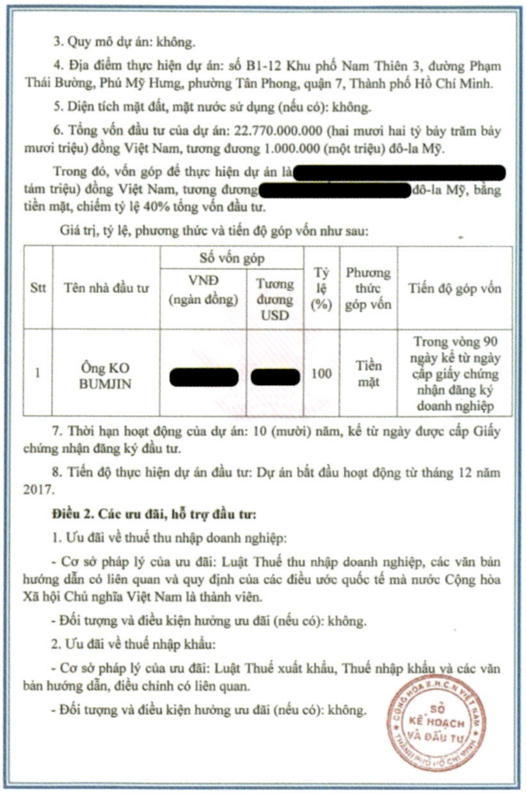

3. Quy mô dự án: không.

4. Địa điểm thực hiện dự án: số B1-12 Khu phố Nam Thiên 3, đường Phạm Thái Bường, Phú Mỹ Hưng, phường Tân Phong, quận 7, Thành phố Hồ Chí Minh.

5. Diện tích mặt đất, mặt nước sử dụng (nếu có): không.

6. Tổng vốn đầu tư của dự án: 22.770.000.000 (hai mươi hai tỷ bảy trăm bảy mươi triệu) đồng Việt Nam, tương đương 1.000.000 (một triệu) đô-la Mỹ.

Trong đó, vốn góp để thực hiện dự án là tám triệu) đồng Việt Nam, tương đương đô-la Mỹ, bằng tiền mặt, chiếm tỷ lệ 40% tổng vốn đầu tư.

Giá trị, tỷ lệ, phương thức và tiến độ góp vốn như sau:

Stt	Tên nhà đầu tư	Số vốn góp		Tỷ lệ (%)	Phương thức góp vốn	Tiến độ góp vốn
		VNĐ (ngàn đồng)	Tương đương USD			
1	Ông KO BUMJIN			100	Tiền mặt	Trong vòng 90 ngày kể từ ngày cấp giấy chứng nhận đăng ký doanh nghiệp

7. Thời hạn hoạt động của dự án: 10 (mười) năm, kể từ ngày được cấp Giấy chứng nhận đăng ký đầu tư.

8. Tiến độ thực hiện dự án đầu tư: Dự án bắt đầu hoạt động từ tháng 12 năm 2017.

Điều 2. Các ưu đãi, hỗ trợ đầu tư:

1. Ưu đãi về thuế thu nhập doanh nghiệp:

- Cơ sở pháp lý của ưu đãi: Luật Thuế thu nhập doanh nghiệp, các văn bản hướng dẫn có liên quan và quy định của các điều ước quốc tế mà nước Cộng hòa Xã hội Chủ nghĩa Việt Nam là thành viên.

- Đối tượng và điều kiện hưởng ưu đãi (nếu có): không.

2. Ưu đãi về thuế nhập khẩu:

- Cơ sở pháp lý của ưu đãi: Luật Thuế xuất khẩu, Thuế nhập khẩu và các văn bản hướng dẫn, điều chỉnh có liên quan.

- Đối tượng và điều kiện hưởng ưu đãi (nếu có): không.

GCNĐKĐT /3

3. Ưu đãi về miễn, giảm tiền thuê đất, tiền sử dụng đất, thuế sử dụng đất: không.

- Đối tượng và điều kiện hưởng ưu đãi (nếu có): không.

4. Các hình thức hỗ trợ đầu tư (nếu có): không.

Điều 3. Các quy định đối với nhà đầu tư thực hiện dự án:

- Sau khi được cấp Giấy chứng nhận đăng ký đầu tư và trước khi thực hiện hoạt động khám, chữa bệnh, tổ chức kinh tế thực hiện dự án phải thực hiện đầu tư để Phòng khám đáp ứng đủ các điều kiện về cơ sở vật chất, trang thiết bị, nhân sự và các điều kiện khác theo quy định của Luật Khám bệnh, chữa bệnh và các văn bản hướng dẫn có liên quan; và phải được Sở Y tế thẩm định, cấp Giấy phép hoạt động theo quy định của pháp luật hiện hành.

- Tổ chức kinh tế thực hiện dự án đầu tư phải làm thủ tục đăng ký cấp tài khoản sử dụng trên Hệ thống thông tin quốc gia về đầu tư nước ngoài theo quy định của pháp luật.

- Nhà đầu tư phải tuân thủ và đáp ứng điều kiện đầu tư theo quy định của pháp luật Việt Nam và các điều ước quốc tế mà Việt Nam là thành viên.

- Tổ chức kinh tế thực hiện dự án đầu tư chỉ được triển khai hoạt động đối với các lĩnh vực đầu tư kinh doanh có điều kiện khi đáp ứng các điều kiện và/hoặc được cấp giấy phép/giấy chứng nhận/chứng chỉ hành nghề hoặc văn bản xác nhận…theo quy định pháp luật hiện hành; chấp hành quy định của Luật Đầu tư, Luật Doanh nghiệp, Giấy chứng nhận đăng ký đầu tư và các quy định về bảo vệ môi trường, phòng chống cháy nổ, an toàn lao động và quy định pháp luật khác có liên quan đến lĩnh vực hoạt động đầu tư kinh doanh đã đăng ký.

- Nhà đầu tư có trách nhiệm thực hiện chế độ báo cáo hoạt động đầu tư theo quy định tại Điều 71 Luật Đầu tư năm 2014 và cập nhật đầy đủ, kịp thời, chính xác các thông tin liên quan vào Hệ thống thông tin quốc gia về đầu tư theo quy định tại Điều 70 Luật Đầu tư năm 2014; đồng thời chịu sự kiểm tra, giám sát của các cơ quan nhà nước có thẩm quyền theo quy định của pháp luật.

- Nhà đầu tư chịu trách nhiệm trước pháp luật về tính chính xác, trung thực và bảo đảm quyền sử dụng hợp pháp, sử dụng đúng mục đích theo quy định của pháp luật đối với địa điểm thực hiện dự án đã đăng ký. Cơ quan đăng ký đầu tư không giải quyết tranh chấp phát sinh (nếu có) liên quan đến địa điểm thực hiện dự án đăng ký của Nhà đầu tư.

- Dự án đầu tư sẽ chấm dứt hoạt động theo quy định tại Điều 48 Luật Đầu tư năm 2014 và các văn bản hướng dẫn, điều chỉnh có liên quan.

SỞ KẾ HOẠCH VÀ ĐẦU TƯ

GCNĐKĐT /4

Điều 4.

Giấy chứng nhận đăng ký đầu tư này có hiệu lực từ ngày ký và được lập thành 02 (hai) bản gốc; 01 (một) bản cấp cho Ông KO BUMJIN; và 01 (một) bản lưu tại Sở Kế hoạch và Đầu tư Thành phố Hồ Chí Minh./.

Sao gửi:
- UBND Tp.HCM;
- UBND quận 7.

KT. GIÁM ĐỐC
PHÓ GIÁM ĐỐC

SỞ KẾ HOẠCH VÀ ĐẦU TƯ

Lê Thị Huỳnh Mai

투자등록증 IRC 이다. 베트남 당국에서 투자 허가를 내주어야지만 자본금 송금이 가능하다. 이 투자 등록증에 한국 대표자의 이름이 정식으로 기재될 수 있다.

이 과정 중에 사업자등록증의 개념인 기업등록증(Enterprise Registration Certificate, ERC)도 발급되는데, 이 ERC 발급 90일 이내에 자본금을 모두 완납하면 외국인직접투자 전 과정이 끝나는 것이다.

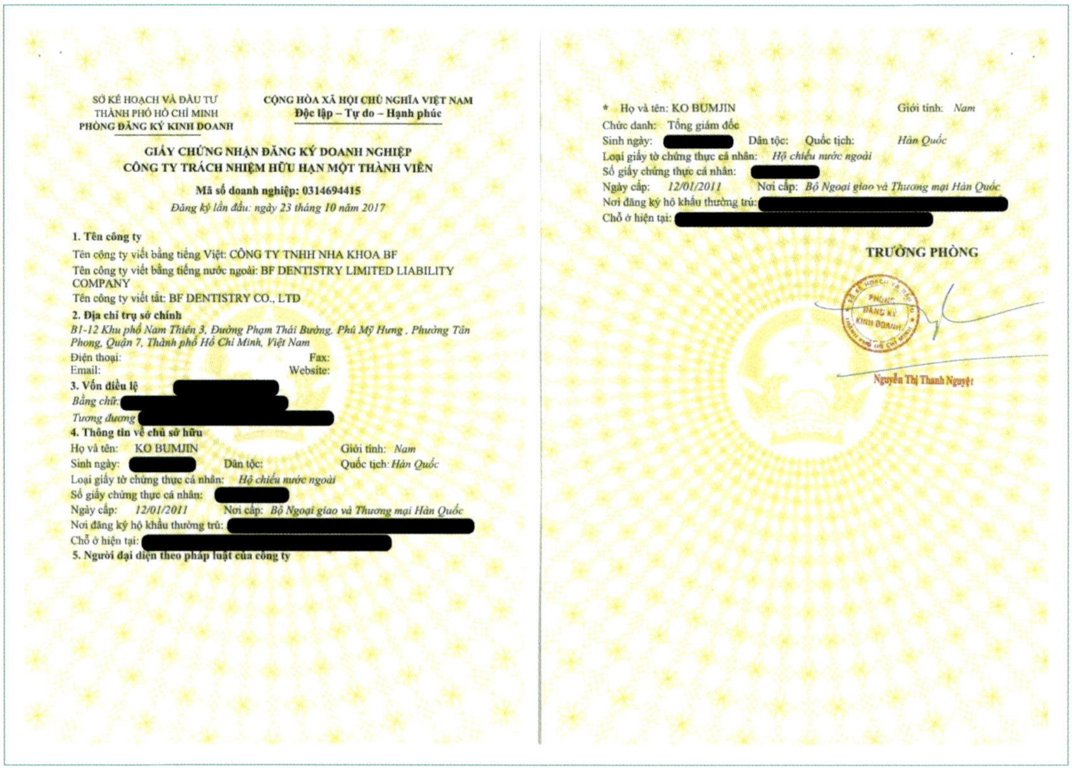

SỞ KẾ HOẠCH VÀ ĐẦU TƯ
THÀNH PHỐ HỒ CHÍ MINH
PHÒNG ĐĂNG KÝ KINH DOANH

CỘNG HÒA XÃ HỘI CHỦ NGHĨA VIỆT NAM
Độc lập – Tự do – Hạnh phúc

GIẤY CHỨNG NHẬN ĐĂNG KÝ DOANH NGHIỆP
CÔNG TY TRÁCH NHIỆM HỮU HẠN MỘT THÀNH VIÊN

Mã số doanh nghiệp: 0314694415
Đăng ký lần đầu: ngày 23 tháng 10 năm 2017

1. Tên công ty
Tên công ty viết bằng tiếng Việt: CÔNG TY TNHH NHA KHOA BF
Tên công ty viết bằng tiếng nước ngoài: BF DENTISTRY LIMITED LIABILITY COMPANY
Tên công ty viết tắt: BF DENTISTRY CO., LTD
2. Địa chỉ trụ sở chính
B1-12 Khu phố Nam Thiên 3, Đường Phạm Thái Bường, Phú Mỹ Hưng , Phường Tân Phong, Quận 7, Thành phố Hồ Chí Minh, Việt Nam
Điện thoại: Fax:
Email: Website:
3. Vốn điều lệ
Bằng chữ:
Tương đương
4. Thông tin về chủ sở hữu
Họ và tên: KO BUMJIN Giới tính: *Nam*
Sinh ngày: Dân tộc: Quốc tịch: *Hàn Quốc*
Loại giấy tờ chứng thực cá nhân: *Hộ chiếu nước ngoài*
Số giấy chứng thực cá nhân:
Ngày cấp: *12/01/2011* Nơi cấp: *Bộ Ngoại giao và Thương mại Hàn Quốc*
Nơi đăng ký hộ khẩu thường trú:
Chỗ ở hiện tại:
5. Người đại diện theo pháp luật của công ty

* Họ và tên: KO BUMJIN Giới tính: *Nam*
Chức danh: Tổng giám đốc
Sinh ngày: Dân tộc: Quốc tịch: *Hàn Quốc*
Loại giấy tờ chứng thực cá nhân: *Hộ chiếu nước ngoài*
Số giấy chứng thực cá nhân:
Ngày cấp: *12/01/2011* Nơi cấp: *Bộ Ngoại giao và Thương mại Hàn Quốc*
Nơi đăng ký hộ khẩu thường trú:
Chỗ ở hiện tại:

TRƯỞNG PHÒNG

Nguyễn Thị Thanh Nguyệt

우리 회사의 기업등록증 ERC 이다. 외국인 투자법인의 경우 기업등록증상 외국인이 대표자로 기입되어 설립된다.

이때는 일반 업종으로 분류되는 것이냐 특수업종으로 분류되는 것이냐에 따라 일처리의 난이도가 결정된다. 베트남에서 허가된 업종이라고 하더라도 병원과 의료업에 관련된 것들은 특수업종으로 분류되므로 수월한 일처리가 어렵고, 관계 당국의 심사도 매우 까다롭다.

특수 업종의 경우는 일을 진행해주는 중간 대행업자들이, 승인이 어려운 항목이므로 뇌물을 써야한다고 하는 경우가 있는데 몇몇 분들은 그 꾀임에 넘어가 잘못된 선택을 하는 바람에 결국 설립도 못하고 일이 틀어졌으며, 제대로 다시 진행하느라 추가로 몇 년 동안 더 고생을 하기도 했다고 한다.

베트남은 언어 자체가 생소하다보니 일처리를 직접 할 수 없는 경우가 많다. 그래서 중간 대행업자들이 꽤 많은 편인데, 다른 나라에도 여러 일을 대행해주는 업체들이 많긴 하지만 베트남은 언어 문제로 인해 어떤 과정을 어떻게 하고 있는 것인지 확인이 어렵다는 점이 차이점이자 단점이다.

또한 행정 절차나 기타 여러 가지 절차들이 전산화 되어있지 않아 치료를 쉽게 열람하거나 관공서에 절차를 원활하게 문의할 수 없기 때문에 현지에서 일을 도와주겠다는 사람들을 의지하게 되기도 한다.

이 과정에서 흔히들 알고 있듯, 뒷돈이 필요하다며 당연하게 요구하는 경우가 있는데 이런 경우 실제로 공무원들 대관 비용이 들어가는 경우도 있고, 대행업자가 그 뒷돈 중의 일부를 가로채는 경우도 있다.

대행업은 실제로 필요한 경우가 있고 어찌 보면 많은 분들에게 필수적인 업종이다보니 해당 업체들도 자신들의 수익을 위하여 당연한 경제활동을 하는 것이지만, 이 나라는 무조건 돈을 줘야만 한다는 등의 핑계로 일처리 보다 편법만을 일삼는 행태는 반드시 개선되어야 할 부분이다.

그렇다면 이 경우 정말 대관비용은 필요할까.

한국인 대행업체가 되었든, 또는 베트남 현지 업체가 되었든 공통적으로 어려움을 겪는 부분이 있는데 꽤 많은 업무들이 정해진 특별한 규정이 없는 상태로 진행되는 경우가 많다는 것이다.

법령상에 가능하다고 나와있을 뿐 세부적인 내용들이 확실히 명시되어 있지 않아 주무 공무원마다 해석이 다르고, 또 같은 일처리를 연속해야 하는 과정 중에 부서마다 법령의 해석이 다른 부분들도 발생한다.

행정 시스템이 전산화 되어있지 않기에 시간이 매우 많이 소요되기도 하므로 이 부분을 해결하기 위해서는 실제로 중간 대행업자들의 능력이 절실한 경우도 많다.

이때 일종의 대관비용이 소요되는데 이것은 소위 말하는 뇌물이나 뒷돈이 절대 아니다. 아무한테나 가서 돈을 찔러주거나 뇌물을 시도하려는 생각은 이 책을 읽은 후부터는 제발 버리길 당부한다.

베트남에서는 이런 경우 현지 대행업체가 유관기관의 정보와 처리방법들을 일목요연하게 정리하여 어떤 식으로 진행할 것인지, 또 시일은 얼마나 소요되고 어떤 부분을 보충해야 하는지 등에 대해 상담 및 업무 진행을 대행해 준다.

간접비용으로 지출되는 것은 이 정도 금액이 전부라고 생각해도 무방하다. 보이지 않는 돈을 이용해 일을 처리하는 방식이 아니라 컨설팅 비용의 명목으로 간접비용을 정당히 지불하고 그에 따라 처리하는 것만으로도 일은 가능하다.

따라서 정당한 방식으로 일을 진행한다면, 누군가 남이 볼 때는 진행이 느리고 답답할 수도 있고, 뒷돈을 주면 쉽고 빠르게 된다는데 왜 바보같이 그러고 있느냐는 말을 듣게 될 수도 있겠지만, 그만큼 하나 하나의 과정을 모두 익히고 경험할 수 있으며 비록 뇌물을 써서 운 좋게 성사된 몇 가지 경우보다는 느릴지언정 큰 위기 없이 일을 성사시킬 수 있는 것이라고 생각한다.

부디 이 글을 읽는 독자들만큼은 어렵게 결정했을, 또는 앞으로 결정하게 될지 모를 큰 삶의 전환점 앞에서 편법과 요행을 바라는 방법을 선택하지 않고 올바른 길을 갈 수 있길 바란다.

11) 베트남 치과의 실제

베트남에 대해 관심을 갖는 분들이 많이 궁금해 하시는 내용은 대개 비슷하다.

베트남 치과들의 수가는 어떤지, 수익구조는 어떤지, 직원 인건비는 어떤지, 실제 매출과 경비는 어떻게 구성되어 있는지 등 내부적인 경영에 대한 것들이다.

나도 처음에 시장조사를 하면서 알고 싶었던 내용들이기도 하고, 시장 조사를 충분히 했다고 생각했지만 실제 병원을 경영하면서 차이점에 대해서도 많이 알게 되었다.

한인치과를 제외하고 베트남 치과의 경우 우리가 흔히 생각하는 치료의 범위 자체가 상당히 다르다. 따라서 직접적인 수가를 비교하는 것에 무리가 있기는 하다.

공통적인 치료의 경우 한국에서 보통 생각하는 수가의 절반 이하 라고 생각하면 된다.

치과에서 진료를 통해서 수익을 남기는 구조를 생각했을 때 치과의사의 노동력이 투입되고 그에 상응한 수입을 올려야한다고 하면 로컬에서 한국 치과의사가 진료를 하는 것 자체는 상당히 낭비적인 전략이 된 것이다.

한국에서 치과를 하며 올렸던 수입에 비해 비교하기 힘들 정도로 턱없는 수입밖에는 나올 수가 없는 구조이니 말이다.

몇몇 분들이 찾아오셔서 하시는 말씀으로 한국보다 돈은 못벌어도 좋으니 그냥 마음편하게 진료를 하고 싶다고 하시는데, 과연 돈을 못벌어도 된다라고 생각하시며 예상한 수입이 얼마일지 솔직하게 묻고 싶기도 하다.

베트남 물가가 싸니 몇 백만원만 벌어도 풍요롭게 살 수 있지 않을까 라는 생각에서 그렇게 마음을 정한 것이라면 과연 한 달에 100만원으로도 생활하실 수 있겠느냐고 되묻고 싶다.

베트남 로컬 치과의 경우 의사 1인이 자기의 병원을 운영하며 해당병원 자체에서 수익을 올리는 경우가 많지 않다. 대부분 자본가가 병원 여러 개를 가지고 있고 그 병원에서 의사를 고용하여 월급을 주고 수익을 남기는 구조인데, 이렇게 되다 보니 업주입장에서는 병원 하나에서 얼마가 남든 본인의 노동력이 전혀 들어가지 않아 투자대비 이익이 남기만 하면 시행하는 경우가 많다.

또한 우리나라 사람들이 생각하는 이익금의 규모와 베트남 사업가들이 생각하는 이익금의 규모자체가 꽤 많이 차이나기 때문에 단순히 한국에서 병원을 하는 것처럼 비슷하게 운영되겠지 라는 생각을 한다면 실제 생활을 경험해보고 적잖이 당황할 수도 있다.

일정수준 이상의 환자를 모객할 수 있고, 그 환자들을 치료할 적정 임금의 의사들을 고용하여 병원을 운영할 수 있으며, 그 과정에서 고급진료를 원하는 수요를 찾아 한국 치과의사가 적정수가로 그 치료들을 맡아서 할 수 있다고 판단되는 수준까지 되어야 한국보다 조금 못벌어도 된다라고 하는 그 수준의 수입 정도가 창출되지 않을까 생각한다.

계속 했던 이야기이지만 베트남 부자들을 상대로 하는 병원을 하면 되지 않을까 라는 생각은 실제로 시장에 부딪혀서 추진하는 입장에서 들으면, 그런 수준까지 갖추기 위해서는 현지에서 상당히 노력이 필요한데 과연 그런 준비까지 되어있어서 하는 소리일까 라는 걱정이 앞서기도 한다.

베트남 내에서도 그런 소비층을 공략하는 고급병원들이 이미 상당히 많이 존재하며, 그 병원들의 경우 막대한 자본력을 통해 홍보 및 운영을 하고 있어 단순하게 한국의사가 있다라는 것 하나로만 공략하는 것이 쉬운 일은 아니다.

다만 한국 의사 진료 그 자체가 강점인 것은 확실하기에 나는 그 부분을 시장에서 실현시켜 사업을 확장하는 것에 모든 노력을 쏟고 있는 것이다.

12) BF 치과와 현지 치과의 구조

그렇다면 우리 병원과 로컬 병원의 수가 및 수익 구조는 어떻게 구성되어 있을까.

먼저 우리 병원에서는 베트남 의사 진료와 한국 의사 진료를 모두 받을 수 있다.
그래서 한국 의사만 할 수 있는 몇 가지 진료를 제외하면 모두 두 가지 수가체계를 가지고 있고 베트남 의사의 진료를 받다가 한국 의사에게 부분적으로 진료를 받게 되면 그때는 그 해당 진료부분만 자체적인 규정대로 추가 치료비를 청구한다.

Extraction

진료내용	B . F . Dentistry	한국원장 특진
- 유치(도포마취)	100,000 đ	$10
- 유치(침윤마취)	200,000 đ	$20
- 치주발치	300,000 đ	$20
- 전치부(1, 2번치아)	500,000 đ	$30
- 소구치부(3, 4, 5번치아)	1,000,000 đ	$50
- 대구치부(6,7번치아)	1,500,000 đ	$80
- 교정발치	2,000,000 đ	$110
- 상악 사랑니	1,500,000 đ	$80
- 하악 사랑니 난이도 하	1,800,000 đ	$80
- 하악 사랑니 난이도 중	2,500,000 đ	$130
- 하악 사랑니 난이도 상	3,500,000đ	$220
- 잔존치근(ankylosis인 경우)	1,500,000 đ	$55

Periodontic Tx

진료내용	B . F . Dentistry	한국원장 특진
- Scaling 1급(치석 양에 따라)	200,000 đ	200,000 đ
- Scaling 2급	300,000 đ	300,000 đ
- Scaling 3급	400,000 đ	400,000 đ
- 큐렛 (치아당)	100,000 đ	$ 11
- Flap surgery (1/3악 당)	1,500,000 đ	$ 38

Endodontic Tx

진료내용	B . F . Dentistry	한국원장 특진
- 신경치료 기본비용	700,000 đ	$44
- 근관당 추가비용	200,000 đ	$22
- Pulpotomy	1,200,000 đ	X
- Re-endo 시 (기존 신경치료 비용에 추가)	500,000 đ	$50
- Apicoectomy	5,000,000 đ	$165
- Core(composite resin)	500,000 đ	$55
- Post(metal / casting) 1 piece	1,000,000 đ	$90
- Post(metal / casting) 2 piece	1,300,000 đ	$120
- Post(fiber)	1,500,000 đ	$110

우리 병원 2호점의 수가표 중 일부이다. 베트남 원장과 한국원장의 수가가 이원화되어있고, 실제로 배치한 수가표에는 베트남어 수가표가 제작되어 전부 동화로 표기되어 있다.

베트남 의사 진료와 한국 의사 진료 매출의 차이는 꽤 크게 나는데 절대적인 매출액은 적을지 몰라도 이는 한국의사의 노동력이 들어가지 않았다는 것을 전제로 했을 때 나쁘지 않은 수익률을 보인다.

또 우리 병원의 경우 본점과 지점간의 수익구조에도 상당히 차이가 있다.

본점 같은 경우 한인 밀집 거주 지역에 위치하고 있다 보니 환자의 절대 다수가 한인들로 구성되어 있다. 당연히 수익의 대부분도 한인 환자분들의 진료에서 창출된다.

현지 지역에 있는 지점들 같은 경우 당연한 이야기지만 환자 층의 거의 전부가 베트남 현지인들로 이루어져 있고 타국가 환자들이 일부 내원한다. 그러나 지점 중 한인들이 거주하는 현지 아파트 단지에 있는 2호점의 경우에는 한국인 환자의 비율이 30%를 웃돌 때도 있다. 지역에 따른 특성이 일부 반영된 결과라고 할 수 있다.

매출의 구조 또한 한인 타운에 있는 본점의 경우 한국에 있는 치과가 가진 매출 구조와 별반 다를 바 없는 구조를 가지고 있다. 치료를 목적으로 내원하는 경우가 많기 때문이다.

환자분들 중 아주 큰 치료를 요하는 경우에는 한국에 돌아가서 하는 것과 비교를 많이 하며 미루는 경우들도 있는데, 이는 마치 한국에서 치과 여러 곳을 비교하여 결정하기 때문에 큰 치료일수록 단번에 결정하지 않는 상황과도 엇비슷하게 벌어진다.

차이점이 있다면 한국은 건강보험에서 보장되는 영역이 있기 때문에 일부 치료에 있어서는 치료 접근성이나 치료 동의를 구하는 것에 있어서 조금 수월할 수 있지만 이곳은 그렇지 않다는 것이다.

반대로 여행자 보험이나 실비 보험들 중 해외 체류시 치료를 받게 되면 보장되는 항목들이 존재하고, 주재원들의 경우에는 회사 자체에서 의료비를 지원하는 경우들이 있기 때문에 한국보다는 조금 더 많은 적절한 혜택을 받을 수 있기도 하다.

베트남 환자들이 주로 내원하는 지점들 같은 경우는 치료를 위한 내원이 그리 많지 않다. 내원한 후 전반적 검진 후에 치료를 결정하는 경우는 있지만, 처음부터 이가 아프니 치료를 받아야겠다고 생각하고 내원하는 경우는 그리 많지 않았다.

전체적인 분포로 보았을 때는 당연히 치과 치료를 원하는 환자가 많겠지만, 일반 베트남 대중들에게는 우리 병원 베트남 의사진료 수가 자체도 상당히 고가라고 여겨지게 마련이다.

베트남 일반 대중들이 아주 저렴한 가격에 치료를 받는 치과들은 국립병원 등의 관주도병원들인 경우가 많고, 일반 개인병원들의 경우는 대학병원 교수들을 간판으로 내세운 병원으로 적정 수가를 받아도 베트남의 구매력 있는 소비층을 공략할 수 있을 만한 명성 등이 뒷받침 되는 경우라 하겠다.

13) 현지인들의 치과 치료

우선 베트남 대중들이 치과를 가는 유형에 대해 살펴볼 필요가 있다.

일반 대중의 경우 치료를 받기 위해 치과를 방문하는 경우는 아주 저렴하게 그때 그때 처치만 받기 위한 경우가 많다. 이런 현지 치과들의 경우 굉장히 저렴한 수가를 책정해 놓으므로 베트남 사람들도 실제로 꽤 많이 방문한다.

그러나 치료의 수준을 본다면 사실 우리가 생각하는 전체적인 치료의 과정을 마친 것이라고 보기에 조금 미흡한 경우도 많다. 물론 치료야 다 나름의 사연이 다 있는 것이므로 그것에 대해 내가 판단할 몫은 아니다. 가능한 치료를 한 것이고 그것이 환자로 하여금 받아들일 수 있는 것이라고 한다면 그것이 이곳의 상황인 것이라고 생각한다.

물론 앞으로 점점 구강보건 수준이 상승하면 개선될 것이라고 보지만 적절한 치료를 받지 못하여 고생하고 있는 국민들이 많은 것 또한 사실이다.

이러한 현실을 베트남 치과의사들도 잘 알고 있기에 스스로 치료를 목적으로 하는 병원을 개원하는 경우가 있기는 하다. 다만 치료를 우선적인 목적으로 하여 운영하는 병원들의 경우는 워낙 낮은 수가로 인해 수익성이 높은 편은 아니라고 한다.

따라서 일반 사업가들이 수익을 위하여 병원을 할 때는 고가의 심미치료나 미백, 교정 등에 치중하게 되고 자연히 병원 시설의 경우도 차이가 많이 나게 된다.

현실적인 상황이 이렇다 보니 도시에 사는 대부분의 사람들은 그래도 좋은 시설과 양질의 진료를 받을 수 있는 국립병원 등으로 몰리게 되는 것이다.

호치민시 5군에 위치한 호치민 중앙 구강병원 (Bệnh viện Răng Hàm Mặt Trung ương)의 경우 호치민에 위치한 병원 중 상당히 훌륭한 시설과 의료진을 갖춘 병원들 중 하나이다.

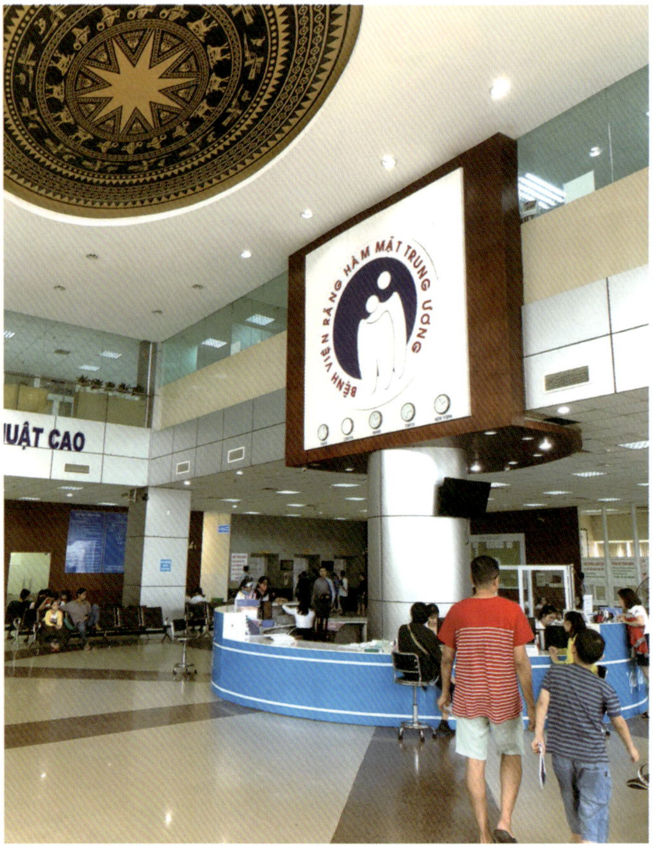

호치민 중앙구강병원 로비의 모습. 호치민에서 상당히 시설이 좋고 대형 병원으로 많은 치료 환자들이 몰린다.

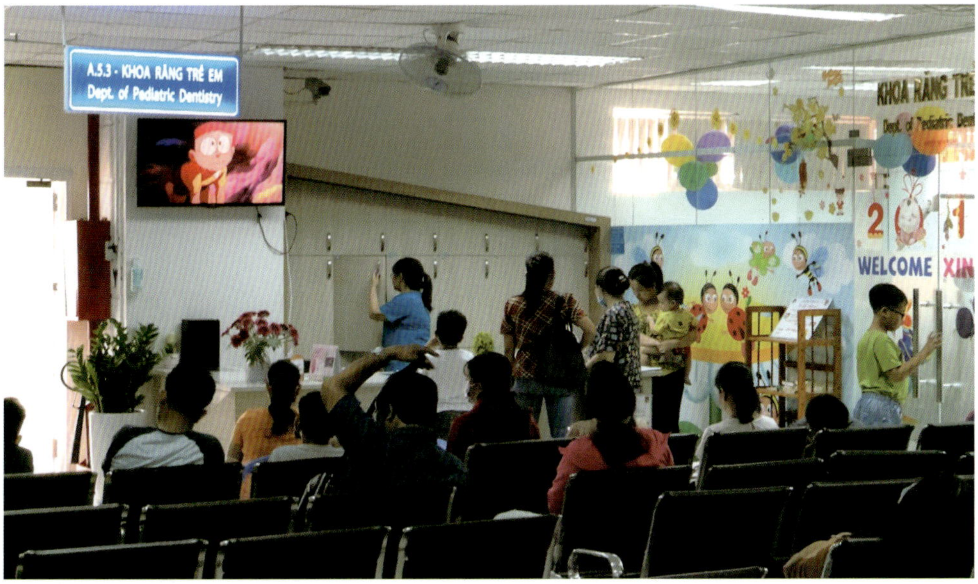

호치민 중앙구강병원 소아치과의 대기실 모습이다. 평일 낮에도 상당히 많은 환자들이 내원한다.

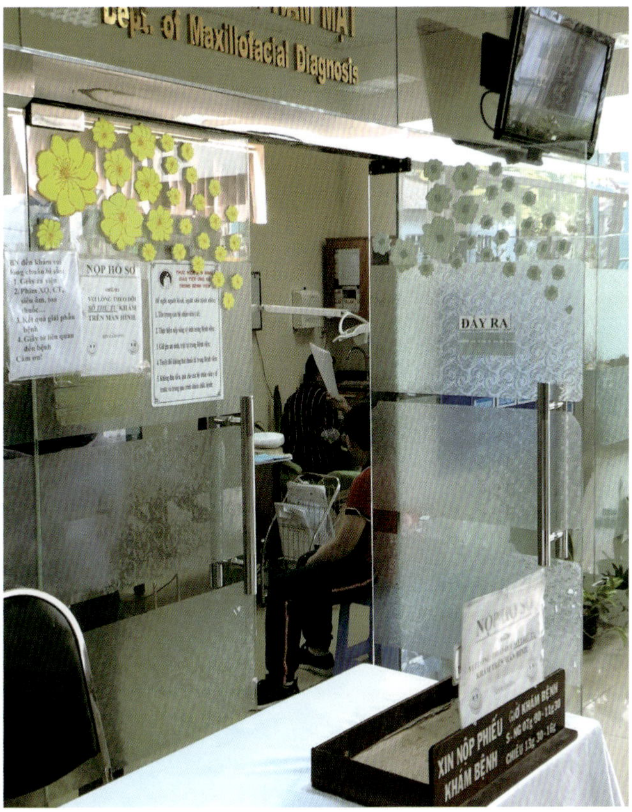

호치민 중앙구강병원의 구강진단과의 모습. 국립병원들이라고 하더라도 시설이나 환경이 우수하지는 않으나 많은 의사들이 근무하고 있어 적절한 치료를 받을 수 있다.

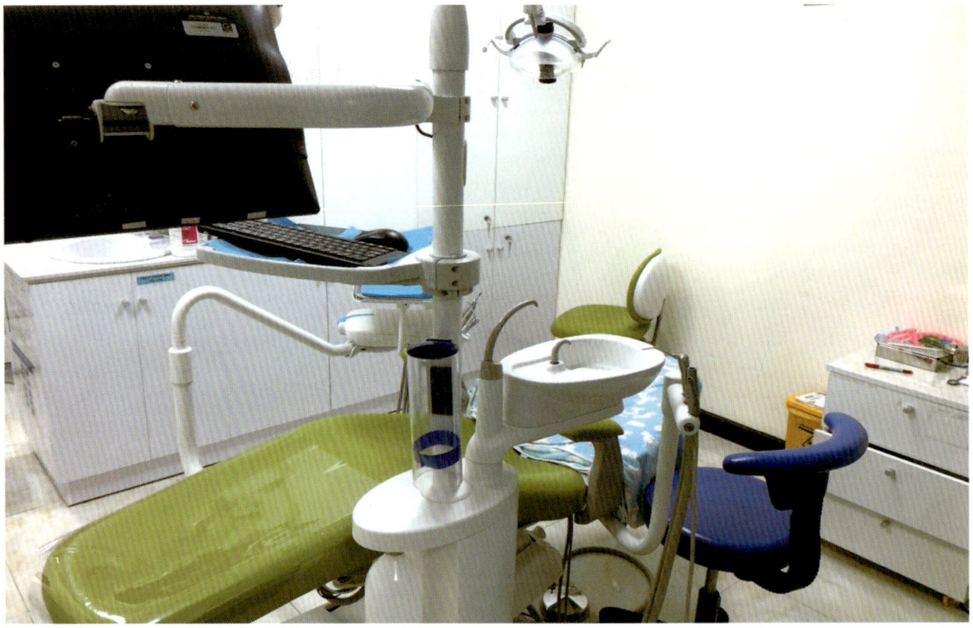

호치민 중앙구강병원의 특수진료실 (구순구개열 클리닉) 의 모습. 특수 클리닉을 많이 운영하는 병원의 경우 시설 투자 또한 많이 진행하는 추세이다.

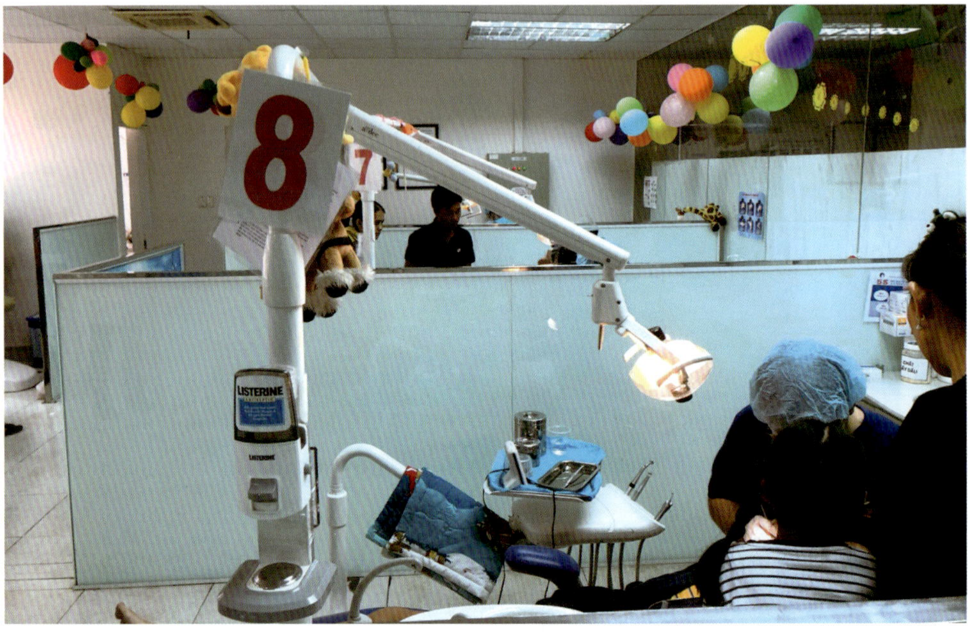

호치민 중앙구강병원 진료실의 모습. 호치민내 병원 중 최고의 시설이라고 할 만하다.

호치민의 치과들 같은 경우는 같은 베트남 치과라고 하더라도 지역에 따라서 상당히 수가 차이가 많은 편이다. 한국도 마찬가지로 지역적인 특성이 있기는 하지만, 거의 대부분 양질의 진료가 가능하고 환자의 구매력도 대체적으로는 구매 가능하다고 보기 때문에 일반적 수가의 차이가 크지는 않다.

또 우리 나라의 건강보험에 해당하는 사회보험이 존재하기는 하나 의무가입이 아닐뿐더러 병원도 회사에서 사회보험에 등록하며 지정된 병원에서만 혜택을 받을 수 있는 구조이기에 병원비에 대한 보장성이 약하다.

한국도 물론 치과치료 보장영역이 크지는 않지만 점점 확대되는 추세이고 전국민을 대상으로 혜택을 주고 있는 것과는 큰 차이가 있다.

따라서 호치민 같은 경우 일반 대중들을 상대로 하는 치과의 경우 아주 싼 수가를 책정한 치과들도 많고, 심지어 치료의 질 자체도 우리나라 치과의사들이 가진 임상적 관점에서 봤을 때는 거의 임시방편적인 치료로만 마무리를 해놓는 경우도 더러 있다.

호치민시에 위치한 대형 국립병원인 호치민 구강병원 (Bệnh viện Răng Hàm Mặt Tp. HCM)의 수가표 중 일부를 살펴보면 다음과 같다. (독자들의 편의를 위해 번역한 것을 싣는다. 원 수가표는 https://bvranghammat.vn/nguyen/banggia/BangGia2018_ok.htm을 참고할 수 있다.)

SỞ Y TẾ TP HỒ CHÍ MINH
BỆNH VIỆN RĂNG HÀM MẶT

2018년 진료 수가표

코드	진료항목	MÃ HÓA DVKT THEO TT37 & TT43	구분	사회보험 수가	TT44 수가	치료 수가	PT/TT	비고
2. 발치								
NRS	유치 발치	03.1955.1029	D	33,600	33,600	100,000	TT1	
NCRS	유치뿌리 발치	03.1956.1029	D	33,600	33,600	100,000	TT1	
NRDG	흔들리는 영구치 발치	16.0204.1025	C	98,600	98,600	300,000	TT1	
NRVV	영구치 발치	16.0203.1026	C	194,000	194,000	ĐỘ I: 600,000 ĐỘ II: 1,000,000	PT3	
NR8T	상악 사랑니 발치	16.0199.1028	B	320,000	320,000	ĐỘ I:1,000,000- ĐÔ II:1,500,000	PT3	
NR8D	하악 사랑니 발치	16.0200.1028	B	320,000	320,000	ĐỘ I:1,5000,000 ĐỘ II:1,800,000	PT2	
NCR	영구치뿌리발치	16.0205.1024	C	180,000	180,000	ĐỘ I:200,000 ĐỘ II:500,000	TT1	
NCRK	영구치뿌리발치 (난이도: 상)	16.0205.1024	C	180,000	180,000	ĐỘ I:1,000,000- ĐÔ II:1,500,000	TT1	
NRLC	이소맹출 수술	16.0197.1036	B	324,000	324,000	1,000,000	PT3	
NRN	매복치아 발치	16.0198.1026	B	194,000	194,000	2,000,000	PT2	
NRMX	상악동근치술	03.2044.1081	B	2,657,000	2,657,000	4,000,000	PT1	
NRT	과잉치 발치	16.0206.1026	C	194,000	194,000		TT1	
2.1 마취 발치								
NRN-M	매복치아 발치 (마취)	16.0198.1026	B		1,301,000	4,200,000	PT2	
NR8T-M	상악 사랑니 발치 (마취)	16.0199.1028	B		866,000	ĐỘ I:3,000,000- ĐÔ II:3,600,000	PT3	
NR8D-M	하악 사랑니 발치 (마취)	16.0200.1028	B		1,301,000	ĐỘ I:3,000,000- ĐÔ II:3,600,000	PT2	
NRMX-M	상악동근치술 (마취)	03.2044.1081	B	2,657,000	2,657,000	5,000,000	PT1	
NRGM	영구치 발치 (마취)	16.0203.1026	C			ĐỘ I:2,000,000- ĐÔ II:3,000,000	PT3	
NRHL	영구치 발치 (치아 4개이상, 치조골 조절 수술)	16.0203.1026	C			4,000,000	PT3	
2.2 입속 수술 (마취)								
BLR-M	뼈속에 있는 매복치아 발치 (마취) (교정)	chưa phiên tương đương	B		866,000	2,000,000	PT3	
PTCPL-M	설소대수술 (기관 내 마취)	16.0216.1041	B		866,000	2,000,000	PT3	
PTCPM-M	순소대수술 (기관 내 마취)	16.0217.1041	B		866,000	2,000,000	PT3	

호치민 구강병원의 발치 비용이다. 사회보험이 적용되었을 때의 수가와 TT44-보건부 시행령 44조-에 따른 수가, 그리고 원래 치료 수가가 나와 있다. 예를 들어 난이도에 따라 ĐỘ I : 1,500,000 - 약75,000원 ĐỘ II : 1,800,000 - 약 90,000원 식으로 다르며 1:20 으로 환산 계산하면 된다.)

코드	진료항목	MÃ HÓA DVKT THEO TT37 & TT43	구분	사회보험 수가	TT44 수가	치료 수가	PT/TT	비고
4. 이식								
4.1 임플란트								
CG	Implant: MIS-7 (Israel), MIS-M4 (Israel), NEO (Korea), DENTIS (Korea), OSSTEM TSIII SA (KOREA)	chưa phiên tương đương	B			15,000,000	PT2	
CG1	HI-TEC IMPLANT (Israel), RITTER (Germany), MIS-C1 (Germany), Dentium (USA), OSSTEM TSIII CA (KOREA)	chưa phiên tương đương	B			18,000,000	PT2	
CG2	MIS V3 (GERMANY)	chưa phiên tương đương	B			20,000,000	PT2	
CG3	NOBEL CC (USA)	chưa phiên tương đương	B			22,000,000	PT2	
CG4	STRAUMANN STANDARD (Swiss)	chưa phiên tương đương	B			25,000,000	PT2	
CG5	STRAUMANN ACTIVE (Swiss), NOBEL ACTIVE (USA)	chưa phiên tương đương	B			28,000,000	PT2	
CG6	협부 임플란트	chưa phiên tương đương	B			50,000,000	PT2	
4.2 뼈이식								
GX	종합 뼈이식 0,5cc	chưa phiên tương đương	B			4,000,000	PT2	
GX0	종합 뼈이식 1cc	chưa phiên tương đương	B			7,000,000	PT2	
GX1	뼈 이식 DBM 0,5cc	chưa phiên tương đương	B			5,000,000	PT2	
GX2	자가 뼈 이식 (턱쪽)	chưa phiên tương đương	B			6,000,000	PT1	
GX3	자가 뼈 이식 (장골능선 쪽)	chưa phiên tương đương	B			20,000,000	PT1	
GX4	임플란트 위해 혼합 뼈 이식	chưa phiên tương đương	B			Tùy loại, tùy kích thước	PT1	
4.3 GHÉP MÀNG								
GM	biofilm 이식	chưa phiên tương đương	B			4,000,000	PT2	
GM0	collagen biofilm 이식	Chưa phiên tương đương	B			5,000,000	PT2	
GM1	PRP biofilm 이식 (10ml)	chưa phiên tương đương	B			5,000,000	PT2	
GM3	Titan biofilm 이식	chưa phiên tương đương	B			6,000,000	PT2	
GM4	Titan screw					600,000		
4.4 상악동 거상술								
NX	internal sinus lift	chưa phiên tương đương	B			4,000,000	PT1	뼈 & film 별도
NX1	external sinus lift	chưa phiên tương đương	B			6,000,000	PT1	뼈 & film 별도
4.5임프란트 후 보철								
PHCG	메탈크라운 (시멘트 접착제)	chưa phiên tương đương	B			1,500,000	TT1	
PHCG1	Titan크라운 (시멘트 접착제)	chưa phiên tương đương	B			3,000,000	TT1	
PHCG2	Cercon, Zirconia 크라운 (시멘트 접착제)	chưa phiên tương đương	B			6,000,000	TT1	
PHCG3	메탈크라운 (어버트먼트)	Chưa phiên tương đương	B			3,000,000	TT1	
PHCG4	Titan크라운 (어버트먼트)	chưa phiên tương đương	B			4,000,000	TT1	
PHCG5	Cercon, Zirconia 크라운 (어버트먼트)	chưa phiên tương đương	B			7,000,000	TT1	
PHCG8	Temporary hydrid denture (Abutment Multiunit)	chưa phiên tương đương				15,000,000		
PHCG9	총의치	chưa phiên tương đương	B			9,000,000	TT1	
PHCG10	Hydrid denture (bar + composite teeth, Abutment Multiunit, titan screw)	chưa phiên tương đương	B			30,000,000	TT1	
PHCG11	Hydrid denture (bar + ceramic teeth, Abutment Multiunit, titan screw)	chưa phiên tương đương	B			60,000,000	TT1	
PHCG12	Final hydrid denture (titan frame + composite teeth + abutment multiunit + titan screw)	chưa phiên tương đương	B			70.000.000	TT1	
PHCG13	Final hydrid denture (titan frame + composite teeth + abutment multiunit + titan screw + 6 fixtures)	chưa phiên tương đương	B			90.000.000	TT1	
PHCG14	Final hydrid denture (Zirconia frame +composite teeth + Abutment Multiunit + titan screw - 4	chưa phiên tương đương	B			110.000.000	TT1	
PHCG15	Final hydrid denture (Zirconia frame +composite teeth + Abutment Multiunit + titan screw - 6	chưa phiên tương đương	B			130.000.000	TT1	

PHCG16	Final hydrid denture (Titan frame + ceramic teeth + abutment multiunit + titan screw + 4 fixtures)	chưa phiên tương đương	B			150.000.000	TT1	
PHCG17	Final hydrid denture (Titan frame + ceramic teeth + abutment multiunit + titan screw + 6 fixtures)	chưa phiên tương đương	B			170.000.000	TT1	
PHCG18	final hydrid denture (zirconia frame + ceramic teeth + abutment multiunit + titan screw) (4 fixtures)	chưa phiên tương đương	B			190.000.000	TT1	
PHCG19	final hydrid denture (zirconia frame + ceramic teeth + abutment multiunit + titan screw) (6 fixtures)	chưa phiên tương đương	B			210.000.000	TT1	
PHCG20	removeable titan hydrid denture (titan bar + Abutment)- 2 fixtures	chưa phiên tương đương	B			40.000.000	TT1	
PHCG21	removeable titan hydrid denture (titan bar + Abutment)- 4 fixtures	chưa phiên tương đương	B			60.000.000	TT1	

임플란트 및 보철 수가표이다. 수술에 대한 시설 및 자격 기준이 굉장히 까다로운데, 그런만큼 베트남 현지 물가나 병원 비용 대비 수술 수가는 높은 편이다. 그러나 실제 수요가 그만큼 많지 않다.

5. 충치 치료								
TR1	임시 시멘트					50,000		
TR3	composite 충치 치료	16.0068.1031	C	234,000	234,000	ĐỘ I:300,000 ĐỘ II:500,000	TT2	
TR4	GlassIonomer Cement 충치치료	16.0070.1031	C	234,000	234,000	200,000	TT2	
TR5	GlassIonomer Cement (GIC) + Composite 충치치료	16.0067.1031	B	234,000	234,000	ĐỘ I:300,000 ĐỘ II:500,000	TT2	
TR6	Composite CA 잇몸 떼우기	16.0072.1018	C	324,000	324,000	300,000	TT2	
TR8	Phục hồi thân răng có sử dụng chốt chân ră ng bằng các vật liệu khác nhau	chưa phiên tương đương	B		465,000	ĐỘ I:400,000 ĐỘ II:500,000	TT1	
TR9	이 시림 약물 치료	chưa phiên tương đương	D		135,000	100,000	TT3	
TR-M	마취 충치치료		C			1,500,000	TT2	

6. 신경치료								
NN1	치수염 치료 (Fuji VII, Dycal....)	03.1942.1010	C		316,000	300,000	TTĐB	
NN2	1,2,3번 치아 신경치료 Gutta percha	16.0050.1014	B	409,000	409,000	500,000	PT3	BHYT bao gồm trám kết thúc
NN3	4,5번 치아 신경치료 Gutta percha	16.0050.1012	B	539,000	539,000	800,000	PT3	BHYT bao gồm trám kết thúc
NN4	하악 6,7번 치아 신경치료 Gutta percha	16.0050.1013	B	769,000	769,000	1,200,000	PT3	BHYT bao gồm trám kết thúc
NN5	상악 6,7번 치아 신경치료 Gutta percha	16.0050.1015	B	899,000	899,000	1,200,000	PT3	BHYT bao gồm trám kết thúc
NN6	하악 8번치아 신경치료	16.0050.1015	B		899,000	1,200,000	PT3	Lấy theo giá R6,7 hàm trên
NN7	상악 8번 치아 신경치료	16.0050.1013	B		769,000	1,440,000	PT3	Lấy theo giá R6,7 hàm dưới
NN-M	마취 신경치료 (치아1개)		B			2,000,000	PT3	
NN8	상악과 하악 1,2,3번 치아 신경치료 (files 사용)	16.0054.1014	B		409,000	1,000,000	PT3	
NN9	상악과 하악 4,5번 치아 신경치료 (files 사용)	16.0054.1012	B		539,000	1,500,000	PT3	
NN10	하악 6,7,8번 치아 신경치료 (files 사용)	16.0054.1013	B		769,000	2,000,000	PT3	
NN11	상악 6,7,8번 치아 신경치료 (files 사용)	16.0054.1015	B		899,000	2,000,000	PT3	
NN12	신경 재치료	16.0061.1011	B	941,000	941,000	1,500,000	PT3	

9. 소아치과								
TRS	GlassIonomer Cement 충치치료	16.0236.1019	D	90,900	90,900	200,000	TT1	
TBHR	GlassIonomer Cement (GIC) 충치 예방	03.1953.1035	D	199,000	199,000	200,000	TT1	
RTE	유치 치수염 치료	03.1942.1010	C	316,000	316,000	350,000	TTĐB	BHYT bao gồm trám kết thúc
NNRS-1	유치 신경치료 (단근치)	03.1944.1016	C	261,000	261,000	400,000	PT3	BHYT bao gồm trám kết thúc
NNRS-2	유치 신경치료 (다근치)	03.1944.1017	C	369,000	369,000	600,000	PT3	BHYT bao gồm trám kết thúc
MRS	스테인레스 스틸 크라운	chưa phiên tương đương	C		465,000	200,000	TT1	
BGF	불소도포	chưa phiên tương đương	C		264,000	200,000	TT2	
MTA	Điều trị đóng cuống răng bằng MTA	16.0234.1050	C		447,000	ĐỘ I: 2,500,000- ĐỘ II: 3,000,000	PT3	
CTHC	Chụp tủy bằng Hydroxit canxi	16.0057.1032	C	248,000	248,000		TT3	
CAHY	Điều trị đóng cuống răng Canxi Hydroxit	16.0233.1050	C	447,000	447,000		PT3	

충치치료를 비롯한 신경치료와 소아치과 수가표이다. 치료수가는 한국과 비교해 상당히 낮은 편이다.

10.2. 고정 보철								
10.2.1. 크라운 (1개):								
MN	plastic crown (temporary)		C			100,000	TT2	
MKL	metal crown		C			600,000	TT2	
MTT	titan crown		C			1,000,000	TT2	
MKL-TP	부분메탈크라운		C			850,000	TT2	
MSKL	PFM		C			1,500,000	TTĐB	
MSKLV	PFM veneer		C			1,200,000	TTĐB	
MSTT	PFM titan		C			2,800,000	TTĐB	
MSTTV	Veneer titan		C			2,200,000	TTĐB	
MSZ	Zirconia		C			6,000,000	TTĐB	
MSV	Gold crown		C			20,000,000	TTĐB	
VSTP	Laminate zirconia		B			8,000,000	TTĐB	
PHTR-D	post and core		B			400,000	TT1	
PHTR-CS	fiber post		B			1,500,000	TT1	
PHTR-Z	zirconia core		B			2,200,000	TT1	
10.2.2 bridge								
CN	plastic		C			100,000	TT2	
CSKL	PFM		C			1,500,000	TTĐB	
CSTT	PFM titan		C			2,800,000	TTĐB	
CSZ	Zirconia bridge		C			6,000,000	TTĐB	
CKL	metal bridge		C			600,000	TTĐB	
CTT	titan bridge		C			1,000,000	TTĐB	

보철의 경우 마찬가지로 한국의 보철 수가에 비해 상당히 낮다. 이는 국립병원의 수가이기 때문이기도 하고 보통 치료를 목적으로 하는 병원의 경우 낮은 수가를 책정하지 않으면 대중들이 치료비를 지불하고 치료받기 힘들기 때문이기도 하다.

코드	진료항목	MÃ HÓA DVKT THEO TT37 & TT43	구분	사회보험 수가	TT44 수가	치료 수가	PT/TT	비고
11.3 Orthodontics Appliance								
CHM	Lip bumper		B			5,500,000	TT1	
CH10	부분교정		B			7,500,000	TT1	
CH11	메탈교정 (1악)		B			13,500,000	TT1	
CH12	메탈교정 (2악)		B			24,000,000	TT1	
CH13	치아교정 (난이도: 상) 1악 - 메탈장치		B			16,000,000	TT1	
CH14	세라믹교정 (난이도: 상)		B			44,000,000	TT1	
CH15	메탈자가결찰장치 (난이도: 상)		B			44,000,000	TT1	
CH16	세라믹교정 (난이도: 상)		B			62,000,000	TT1	
CH17	매복치아 꺼내기 & 수술전 교정		B			7,500,000	TTĐB	
CH18	Nance		B			3,000,000	TT1	
CH19	TPA		B			3,000,000	TT1	
CH20	LA		B			3,000,000	TT1	
CH21	retainer		B			1,400,000	TT2	
CH22	설측교정 (1악)		B			40,000,000	TT1	
CH23	전체설측교정		B			137,000,000	TT1	
CH24	전체설측교정 (난이도: 상)		B			147,000,000	TT1	
CH25	Invisalign (난이도: 중)					74,000,000		
CH26	Invisalign (난이도: 상)					136,000,000		
CH27	Điều trị tiếp tục bệnh nhân đã chỉnh hình răng (thay cung, thun/1 lần - Duy trì khí cụ)					550,000		

교정치료의 경우 고가의 치료에 속하는 편이기는 하나 우리나라의 월비 개념이 없이 전체 비용이며 한국의 교정수가가 많이 낮아졌다고는 하나 비교하여 훨씬 더 낮은 비용이다. 상하악 메탈브라켓 교정을 하면 24,000,000 VND 이니 한국 돈으로 약 120만원 가량이다.

수가표의 가격들은 보고 아마 혀를 내두른 독자들도 있지 않을까 싶다.

책의 전반에 걸쳐 누누이 언급했지만, 한국 치과의사가 본인의 노동력을 이용하여 진료를 통한 부가가치를 창출한다는 것 자체가 불가능한 이유가 여기에 있다.

한국보다 조금 못 벌어도 좋으니 베트남에서 환자 즐겁게 보면서 지내고 싶다 라고 했을 때 그 수입의 수준이 어떤 수준까지 각오해야 하는지가 조금은 가늠이 될 것이다.

또한 호치민 같은 대도시에는 국립병원 수준이 아닌 일반 개인의원에 한국인 의사가 있다는 것 만으로 대중들이 구름같이 모여들만한 곳도 아니고 말이다.

의료 봉사를 갔을 때 공짜로 간단한 치료를 해준다고 하면 몰려들던 시골 지역 사람들을 대상으로 무료에 가까운 진료를 계속 제공할 생각이라면 모르겠지만 말이다.

베트남의 경우 물론 매출이 적더라도 경비 또한 적기는 하지만 그 매출이라는 수준 자체가 한국의 치과의사들이 생각하는 수준 정도가 아니라는 것을 다시 한번 강조하고 싶다.

14) 현지 치과들의 실제 운영

그렇다면 현지 치과들은 어떻게 운영되고 있을까?

앞서 이야기한대로 치료를 목적으로 하는 국립병원들을 제외하고 현지 치과들의 내부적인 운영상황을 엿보면, 일반화 시킬 수는 없겠지만 실제로 매출이 어느 정도 발생하는 치과의 경우는 간단한 충치 치료나 잇몸치료 등에서 발생하는 매출보다 교정이나 심미치료, 미백 등에서 나오는 매출이 절대 다수를 차지할 만큼 크다.

즉, 치료를 목적으로 값싼 수가의 진료를 통해서는 박리다매와 같은 전략을 취할수 밖에 없고, 그렇지 않다면 치료보다는 부가가치를 조금 더 올릴 수 있는 분야에 치중하면서 수입을 올린다. 그러나 이러한 환자들은 Facebook 같은 온라인 마케팅을 통해 내원하는 경우가 많아 한국의 치열한 마케팅 시장 이상으로 홍보 경쟁이 치열하여 경비가 상승하게 마련이다.

심미치료 반값 할인 같은 경우도 상당히 많고 교정의 경우 애초 수가부터 굉장히 저렴하게 책정되어있다. 게다가 교정 치료를 하는 내내 치료비를 조금씩 나눠서 받는 경우들이 많아 보통의 경우처럼 교정장치 비용을 지불하고 매달 와서 교정치료를 받을 때 월비라는 개념의 비용을 추가로 지불하는 형태와는 거리가 있다.

물론 한국도 최근에는 경쟁이 과열되어 수가가 상당히 저렴해졌고 월비 없이 모두 포함한 가격에서 할인을 적용하는 경우들이 많아지고 있으나, 저렴한 가격이 가능하다면 일정 수준이상의 치료를 받고 싶어하는 욕구가 있는 대중들을 상대로 병원으로 내원토록 하는 한국식 홍보와는 별개로 호치민의 경우는 실제 구매력이 크지 않은 환자를 치료받게 만들기 위한 홍보가 주력이다.

그렇다보니 교정치료를 하고 비용을 분납하는 경우 그 분납비용을 마련하면 다음 치료를 받으러 내원하고 그러지 못했을 경우는 몇 달이 지나도 다음 치료를 받으러 내원하지 않는 경우도 허다하다.

현지 치과들의 경우 이른바 성수기라고 하는 시기에 집중적 마케팅으로 환자를 유치하여 매출을 늘리고 비수기에는 저평가되어있는 치과들을 매입하며 덩치를 불린다. 그렇게 규모가 커져서 지점 한 개당의 이익이 크지 않아도 전체의 이익이 커지는 방식으로 병원을 운영하곤 한다.

병원을 운영하는 지출 경비에 대한 부분도 세심하게 잘 예상해 보아야 하는데, 한국인을 대상으로 하는 우리 본점 같은 경우야 당연히 한국치과에 준하는 매출과 지출 구성을 가지고 있다. 한국인 의료진이 상주하고 있으므로 인건비 비중이 가장 높고, 초반 개원비용에 건물 건축 비용까지 그 외 비용이 차지하는 부분이 많았다.

본점을 기준으로 수입과 지출을 비교한 다음 표들을 보도록 하자.

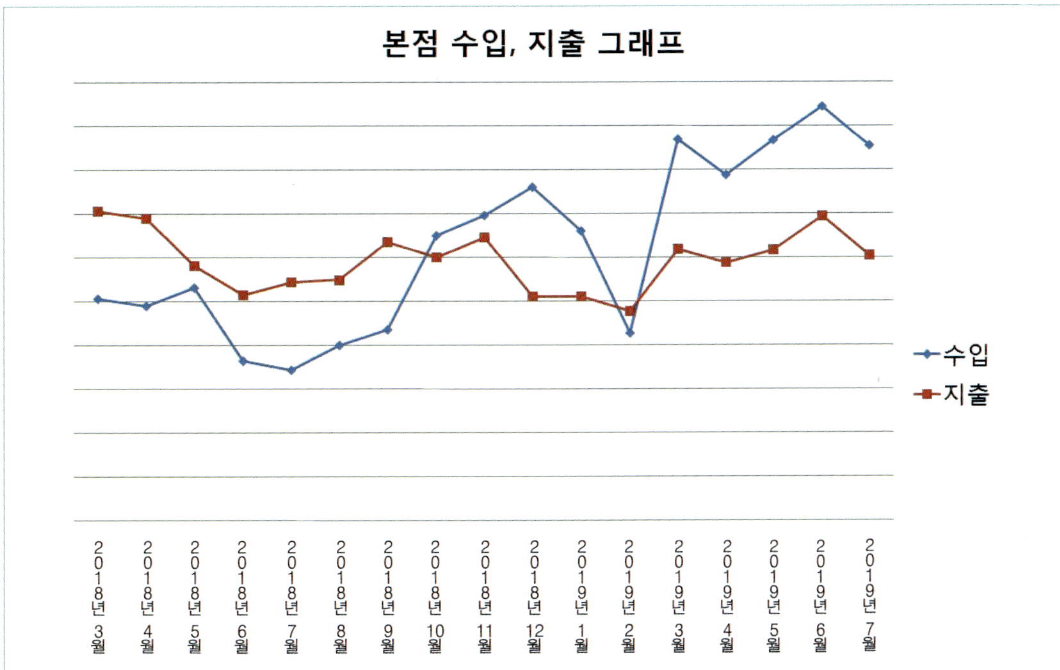

2018년 3월부터 진료를 시작한 본점의 수입과 지출 그래프이다. 2월의 경우 베트남 최대 명절인 설날이 있어 진료 일수가 절반 정도에 그친다. 베트남은 짧게는 2주에서 한달까지도 휴무한다.

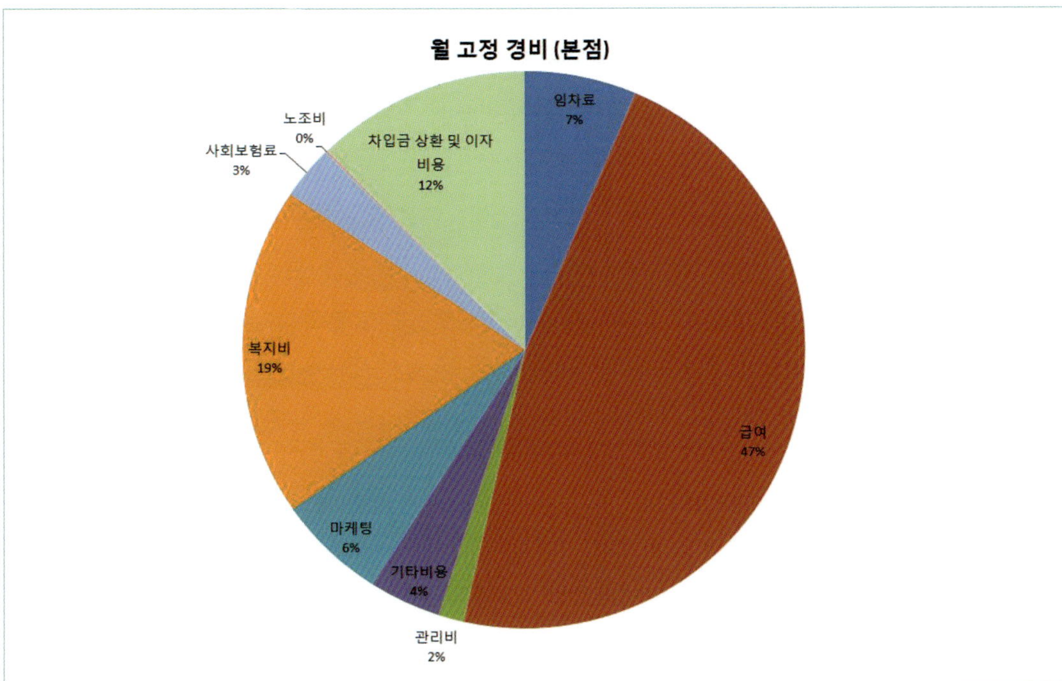

매달 비율이 변동 되기는 하지만 본점의 평균적인 지출 비율 값이다. 본점의 경우 한국인 직원과 회사의 한국인 임원들의 지출까지 모두 포함하고 있어 급여와 복지비용 지출 비용이 상당히 높다. 다만 한국과 동일한 수가와 동일한 진료를 통해 부가가치를 창출하고 있다.

본점의 경우 경영지원본부인 회사의 인력까지 모두 포함하여 본점에서 경비를 지출하고 있다. 따라서 지출액이 상당히 많은 편인데 또한 한국인의 숫자가 전 직원 40명 중 15명에 이르기 때문에 급여와 복지비용의 지출 비율이 상당히 높게 나올수 밖에 없다.

따라서 수익면에 있어서 우수하게 볼 수 없는 수입, 지출 구조를 가지고 있다고 볼 수도 있겠으나 한인타운 시장을 고려했을 때 우리의 향후 확장 계획을 원활하게 시도하기 위하여 안정적 시장 기반의 초반 구조를 짠 것이라고 여기고 있다.

그러나 본점을 운영하며 한인타운에 한정된 지역적 한계를 뚜렷하게 느꼈고 현지 치과를 개설하여 우리의 노동력을 희생하지 않는 범위 내에서 자체적인 운영이 가능한 모델을 만들어야겠다는 생각을 하게 되었다.

따라서 본점 하나에만 의존하는 상황을 타개하고 현지 시장을 공략해야 하는 것이 가장 큰 문제로 떠올랐다. 이러한 시장의 흐름이나 한계를 어떻게 공략할 것인가에 대해 많은 고민을 했었다.

우선 한 개인의 노력으로 전체의 시장 흐름을 바꾸는 것은 쉽지 않다고 판단하였고, 베트남 사람들이 원하는 치료의 분야를 집중 공략하기로 했다.

다행히도 기본적인 병원 운영을 위한 매출은 안정적인 한인시장에서 얻을 수 있었고 그를 토대로 지역적인 한계를 극복하기 위해 지점을 확장하는 것으로 결정을 하게 되었다.

현지인이 접근할 수 있는 지역에 지점을 설립하고 베트남 치과의사를 고용해 본점에서 일정기간 교육을 시작하였다. 온라인 마케팅은 지점들을 통합하여 진행하였고 Data base를 기반으로 Call center 를 운영하여 직접적인 모객 활동을 시작하였다.

그 후 베트남 원장들이 기본적인 진료를 수행하고 그 이상의 진료를 원할 경우 본점의 한국 원장님들이 날짜를 정해 현지 지점 진료를 시작하였다.

이러한 운영을 통해 지점의 경쟁력을 증진하였고, 향후 지점을 늘리는 방법에 있어서도 지역별 Sector를 구성하고 그 중 한국 의사가 진료를 맡는 거점 형태의 병원을 통해 호치민 전역에서 일반 베트남 의사의 접근성 좋은 진료와 한국 의사들의 한단계 높은 의료서비스를 제공할 모델을 찾게 된 것이다.

현재 이러한 구상으로 운영하고 있는 2호점의 자료이다.

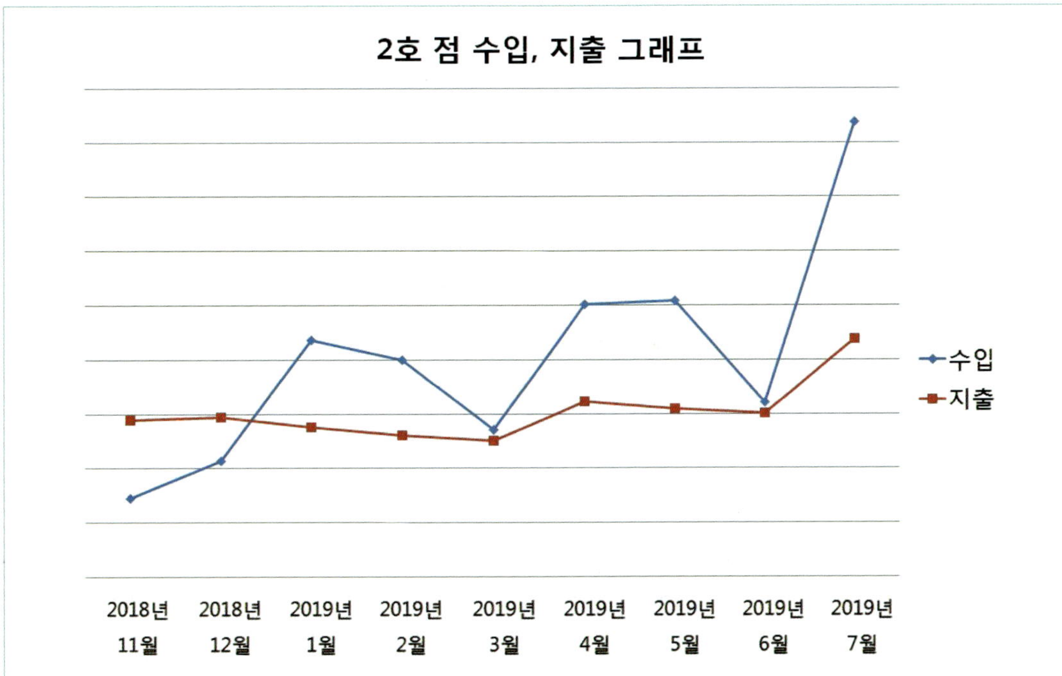

2호점의 수입, 지출 그래프이다. 베트남 사람들의 경우 2월 설날 연휴 전에 치료를 몰아서 받고 3월에는 극도로 소비를 아끼곤 한다. 6월에 소폭 감소하고 7월에 증가한 이유는 늘어나기 시작한 한국 환자들의 수납이 호치민 국제학교 방학 등과 맞물려 한국 방문 후인 7월에 집중되었기 때문이다.

2호점 같은 경우 처음에는 전부 베트남 스탭으로만 운영을 시작하고 경영 지원 및 마케팅에만 한국 인력을 투입하여 운영을 하였으나 한인타운에 위치한 본점이 호치민 중심지에서 꽤 떨어져 있고 새로운 한인 거주 지역인 2군 지역과도 상당히 떨어져 있다보니 지점에서 치료를 받고 싶어하는 한국 교민 분들의 수요가 생겨나고 있었다.

본점이 점점 한국 교민들 사이에서 알려지기 시작하자 지점에 내원하여 같은 병원인지를 문의하시면서 지점에서 한국치과의사 진료를 원하는 환자분들도 점점 더 늘어났고, 본점으로 다니시던 환자분들 중에서도 댁에서 가까운 지점으로 가서 치료를 받고 싶다는 분들이 생겨났다.

현재는 2호점의 경우 1주일에 하루 날짜를 정하여 본점의 한국 원장님이 출장 진료를 하고 있다. 이로 인해 한국 원장의 진료를 원하는 베트남 환자들까지 덩달아 늘어나고 있다. 한인들의 수요에 의해서 매출이 상승하고 있는 것은 맞으나 교민들의 시기별 귀국 등 이동에 따라서 매출이 증감을 반복하므로 기본적인 베트남 환자들의 매출을 증대키 위하여 노력 중에 있기도 하다. 따라서 베트남 현지를 공략하고 한국인 의사가 특진의 개념으로 진료를 하는 것에 대한 운영 아이디어를 여기에서 얻기도 하였다.

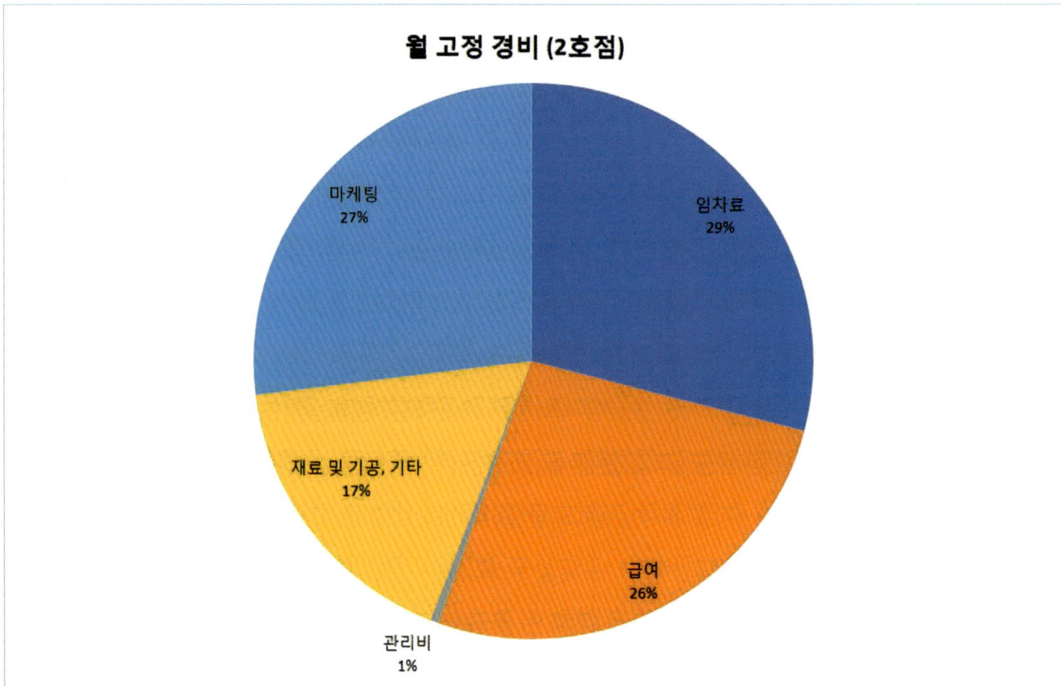

현재 2호점의 평균적인 지출이다. 마케팅 비용의 경우 한인시장 마케팅 비용은 본점에, 현지 시장 마케팅 비용은 지점에 넣어 계산하였다. 실제로는 회사에서 공동으로 지출하는 구조를 가지고 있다.

2호점의 지출 구조에서 눈에 띄는 비율을 보이는 것이 임차료 부분이다. 호치민의 경우 물가 대비 부동산 가격이 높아서 그렇기도 하지만 고정 경비의 총액이 많지 않다보니 그 중 임차료가 차지하는 비중이 높아질 수 밖에 없는 것이다.

지역적인 특성을 잘 파악하여 현재 추진 중인 현지 추가지점의 경우 더욱 경비를 줄이고 공동경비를 사용하여 운영토록 하기 위해 구조를 만들고 있는 중이다.

현재 추진 중이고 운영이 임박한 현지 지점의 수치의 경우 통계 기간이 워낙 짧아 이번 책에 모두 싣지는 못하였으나 기회가 된다면 더욱 상세하게 분석할 수 있을 것이다.

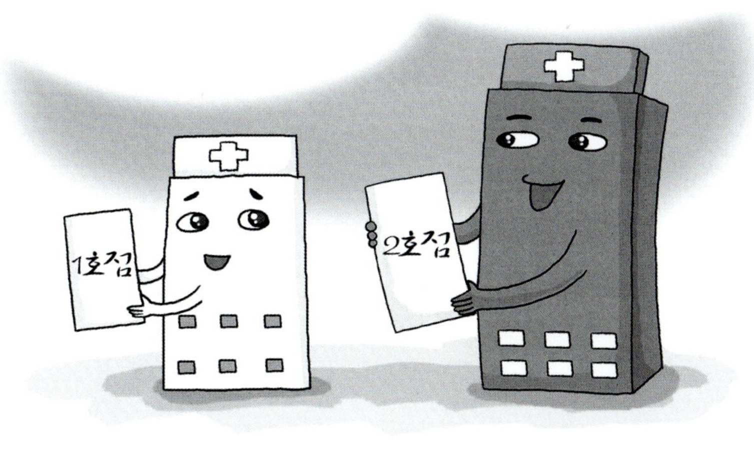

Chapter 2

베트남, 선택의 이유

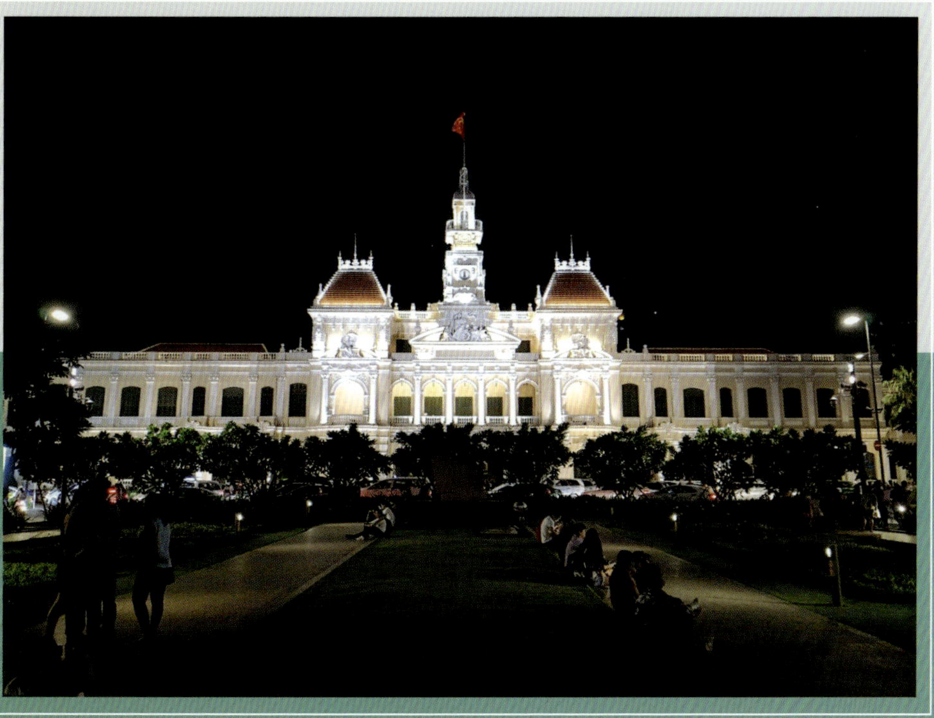

2. 베트남, 선택의 이유

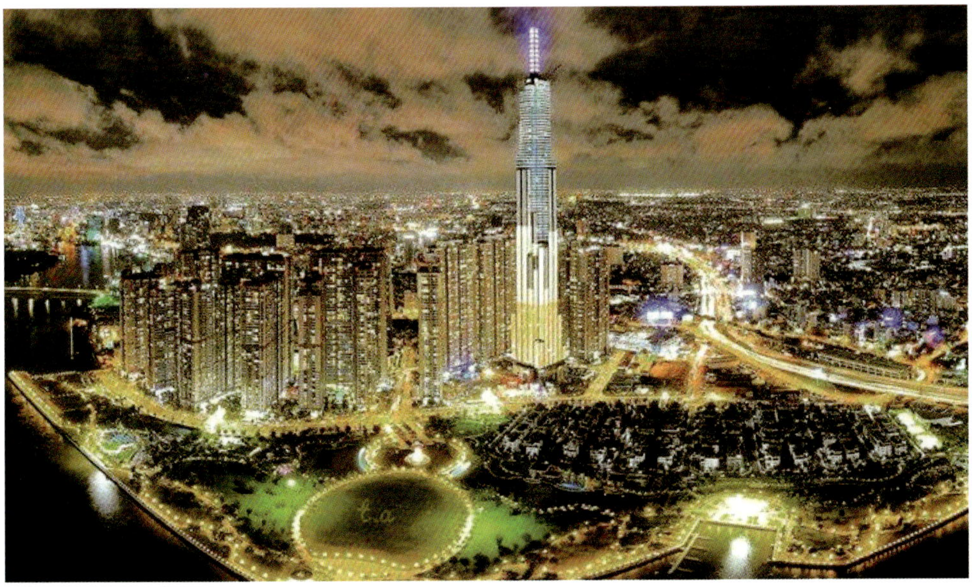

빈홈 센트럴파크, 12,000 세대에 달하는 대단위 주상복합 단지로 베트남 1위 빈그룹의 자회사 빈홈사가 시행하였다.

1) 선택의 길

앞서 잠깐 언급했지만, 나도 처음부터 베트남으로 진출해야겠다는 마음을 가지고 해외진출을 시도했던 것은 아니었다.

누구나 한번쯤은 겪었을 단순한 개원가의 생활에 대한 염증부터 시작해, 못다 이룬 외국 유학과 학업에 대한 아쉬움도 있었고, 한국 치과계가 처한 현실이나 그것을 타개해 나가고자 하는 내부의 노력들을 보면서 진한 아쉬움을 느끼기도 했었다.

내 개인의 목표를 이루고 자아를 실현하기 위한 노력의 일환으로 해외 진출을 생각한 것도 있지만 사실 아주 단순한 이유로 한국을 떠나 이른바 제로 베이스에서 시작해보고 싶은 마음도 있었다.

행복한 상상을 했었다.

한국을 떠나서 이방인으로 자유롭게 살아보는 상상, 유학을 가서 내가 해보고 싶은 공부를 해보는 상상도 했고, 어릴 때부터 막연히 꿈꿨지만 집안 형편상 가지 못했던 글로벌 경영인의 삶도 도전해보고 싶었다.

하지만 항상 막연한 상상만에 불과했고 실제적인 노력도 많이 하지 못했으며, 심지어 아주 뚜렷한 목표도 없었다. 그저 주어진대로 하다 보면 언젠가는 뭔가 내가 하고 싶은 분야를 찾지 않을까 하는 생각을 했던 것 같다.

주변 지인들이 모인 단체 채팅방에서 막연하게 동남아에 치과를 해보는건 어떨까 하는 물음도 그다지 깊은 생각 끝에 나온 말이 아니었다.

그러나 문득 이런 생각을 했다.

나는 지금까지 내 스스로가 주체가 된 삶을 살아본 적이 있는가. 내가 처한 환경을 탓하고 내가 처한 처지에서는 그래도 열심히 노력했다고 생각하며 지금의 삶에 계속 안주하고 있지는 않았나.

그럴 수밖에 없는 시간이었다. 해야 할 일이 있었고, 해야만 하는 일들도 있었다.

치과의사가 되는 것이 나에게 주어진 길이었고 그 길을 성공적으로 가야만 했다. 뒤쳐지지 않아야 했고 그렇게 내가 해야 할 것들을 꾸준히 노력하다보니 내가 이제껏 처했던 환경들보다 월등히 좋은 환경이 어느새 내 앞에 있었다.

가족들의 삶이 안정되는 것을 보고 보람되기도 했고 행복하기도 했다. 그 와중에도 내 삶을 찾으려는 작은 노력들을 하면서 내 스스로를 챙기기 시작했다.

내 삶을 살아보고 싶었기에 유학 준비를 시작했고, 그 막연한 준비 중에 해외에서 치과를 설립해보려는 생각이 잠시 들었을 뿐이다. 그러나 마음이 쏠린 순간 제대로 해보고 싶었다. 어쩌면 정말 내 삶을 바꿀 수 있는 큰 결정을 드디어 내 스스로 할 수 있을 것 같았다.

이제 길은 정해졌다고 생각했다. 내가 바라는 해외 살이, 게다가 내가 잘 알고 잘 할 수 있는 치과업으로 진출할 수 있자면 나는 내가 원하는 것을 모두 이룰 수 있을 것이라고 생각했다.

주변에 도움을 청하기 시작했다. 천운이었는지 당시 국내 대형 금융사 임원이시던 분을 만나 뵙게 되었다. 아세안 신흥시장의 3차 서비스업 동향에 대해 많은 이야기를 들을 수 있었다. 그 분으로부터 베트남이라는 나라에 대해 자세한 설명을 들을 수 있었고, 그제서야 내가 수 년 전 잠시 스쳐갔던 베트남의 기억이 되살아 났다.

하나 하나 정보를 모으기 시작했다. 베트남이라는 나라에 대해 알아야만 했다. 무엇이든 가리지 않고 스펀지처럼 흡수하기 시작했다.

이 나라의 위치와 면적부터 인구 구성, 경제 발전, 투자 동향, 최근 몇 년간 소비 패턴의 변화 등 내가 전혀 접해 보지 못한 자료들이 홍수처럼 쏟아져 나왔다. 처음에는 버거울 정도의 정보들 중에 나에게 필요한 정보들, 내가 활용할 수 있는 정보들을 취사 선택하는 것들조차 쉽지 않았다.

지금이야 간신히 그 정도 옥석을 가릴 수 있는 정도는 되었지만 당시에는 나도 멀리 있는 다른 나라의 수많은 정보들 중에 무엇이 진실된 것인지조차 구별하기 어려웠다.

그래서 하나 하나 더 자세히 들여다보고, 두 번 세 번 더 생각하게 되었던 것 같다.

왜 베트남일까? 치과 사업을 하기에 베트남은 과연 좋은 환경일까? 계속해서 의문을 제기했고, 스스로 답을 찾아가는 과정의 연속이었다.

그 과정에서 결국 베트남이라는 나라를 선택하게 된 것을 확신할 수 있었고, 베트남의 매력에 대해서도 하나씩 알아 가고 있었다.

2) 치과의사와 경영자의 두 가지 길

치과의사 신분으로 베트남에서 사업을 할 때, 또는 해외에서 치과 사업을 할 때 제일 관건인 것은 내가 직접 진료를 하는 것이 가능한가, 그것을 진정 원하는가 하는 것이다.

다시 말해, 해외로 가서 치과의사로서 살 것인가, 아니면 치과사업을 하는 경영자로서 살 것인가 하는 결정이 우선시 되어야 한다. 사실 나는 이 물음에 대한 답을 후자로 내렸다.

치과라는 업을 주업으로 삼고 있는 것은 맞지만, 한국에서 치과 진료 자체의 한계점을 명확히 느꼈기에 치과라는 시장을 확대할 필요성이 절실했다. 그렇다고 장소만 옮긴 채로 똑같이 진료를 하고 그 진료를 통한 부가가치를 올려서 해외에 거주하는 것에 그친다면 내 방향과 전혀 맞지 않았다.

단순히 삶의 장소를 바꿔 해외에서 거주하는 것이 목적이고, 그 생계를 위한 수입이 필요한 것이라면 치과의사에겐 당연히 진료가 제일 좋은 수단일 것이다. 그러나 그것이 아니라고 한다면 고려해야 할 변수들의 종류가 조금 달랐다.

그리고 아주 중요한 사실 하나는, 개발도상국의 경제 수준으로 볼 때 치과의사가 진료를 통해 올릴 수 있는 부가가치는 한국에 비해 여전히 턱없이 부족하다는 것이다. 따라서 진료를 통해 현재 한국에서의 수입만큼 올리는 것 자체가 사실 쉽지는 않다.

현지의 부유층을 상대로 하는 진료가 효과적이지 않겠느냐는 의견도 쉽게 나올 수 있겠지만, 그 부분은 진정으로 공략하기 어려운 부분이다.

어쩌다가 한 명쯤 현지 부유층이 와서 결제를 하고 치료를 하고 간다고 해서 베트남 부유층들을 효과적으로 공략했다고 할 수도 없고, 개발도상국의 특징상 엄청난 빈부격차 탓에 부유층들은 이미 상당히 높은 삶의 질을 누리고 있기 때문에 이미 상당히 좋은 수준의 치과를 이용하거나 인접 국가인 태국이나 싱가폴로 가서 치료를 다 받고 오는 일 또한 허다하므로 그 수요를 가져오는 일이 결코 쉽지 않다.

현지 시장을 공략하는 문제는 현지에서 치과 사업을 하면서 풀어야 할 당연한 숙제이기도 하고, 이 문제를 해결하면 그 사업 자체가 성공궤도에 올랐다고 봐도 무방할 정도이니 현지를 공략하면 된다는 말을 그리 쉽게 하는 것은 곤란하다 싶다.

앞서 언급했듯 한국을 제외한 전세계 대부분의 나라는 일반인의 영리목적 의료기관의 개설이 가능하다. 나라마다 세부적인 법령이나 규제가 있다 보니 외국인 신분으로는 불가능에 준할 정도로 힘든 경우들이 있기는 하나, 한국처럼 의료인만이 의료기관을 개설하고 직접 진료를 하는 것이 허용되는 곳은 없다고 보면 된다.

단편적인 생각으로 한국의 의료 수준이 다른 문화, 경제, 사회적 수준에 비해 세계 최상위 수준을 유지하는 것의 이유가 그것이 아닐까 한다. 이 글을 읽은 다른 의료인들의 생각은 다를 수 있겠지만 이런 요인이 기여한 바가 있다는 것을 부인하긴 어려울 것이다.

일반인의 영리목적 의료기관 개설이 가능하고, 그것이 외국인 투자자에게 직접 투자로 허용된다면 세계 어느 나라에서든 투자를 통해 치과의료기관 개설이 가능하다. 그 해당하는 나라의 치과 의료 법규와 실제 의료기관 운영에 필요한 세부 사항들을 지켜서 사업체를 운영하는 것이 힘들어서 그렇지 그 난관들만 해결한다면 사업적으로 훌륭한 선택이 될 것이다.

내가 실제 진료가 가능한 베트남을 선택한 이유 중의 하나가 또 이것이다.

어느 나라에서 하든 일반 투자자의 입장에서 의료기관 개설이 가능하고, 또한 아예 모르는 분야가 아닌 내가 가장 잘 알고 있고 가장 잘 할 수 있는 치과 사업을 하는 것이 제일 좋은 선택인 것은 당연하나 그 나라 치과계 현장의 실제 생리를 전혀 모른 상태에서 도전하는 것은 무모한 일이라 생각했다.
처음 물망에 올랐던 여러 나라들 중에 한국 치과의사 면허를 통해 직접 진료가 가능한 나라는 베트남 한 곳뿐이었다. 중국의 경우 가능하기는 하나 내가 추진하는 직접 투자의 목적과 부합하지 않았고, 애당초 원하는 국가 후보가 아니기도 했다.

베트남은 한국 치과의사 면허로 일정 과정을 거치면 베트남 정식 치과의사 면허의 취득이 가능하다. 그러나 진료의 범위가 한국 치과의사 면허에서 규정하고 있는 범위와는 꽤 많이 상이하다.이 부분을 자세히 파악하기 위해서는 베트남 치과의사 면허제도에 대한 이해가 먼저 필요하다.

3) 시장으로 뛰어들다

시장조사를 시작할 때 즈음에 여기 저기 수소문을 통해 베트남 호치민에 건너가서 사업이든 주재원이든 정착하여 생활하는 분들을 소개받게 되었다.

여담으로 그때 소개받아 만났던 사람들 중 한 사람은 아마 말만 하면 이 글을 읽는 사람 중 대부분은 들어봤을 유명업체의 사람인데, 소개를 받고 여러 차례 만나면서 교류하던 중 준비 과정을 도와주고 업체를 알선해준다는 제안을 건넸었다.

나중에 알고 보니 그 사람은 본인이 지인과 함께 허위로 만든 건설회사를 나에게 소개하고, 공사 진행을 맡아서 진행해준다면서 공사비 명목으로 돈을 받아간 후 공사 자재를 속이고 공사 진행을 엉터리로 하고 있었다. 결국 그것들이 나에게 발각되어 고소를 당했다. 재미있는 것은 그 사람이 당시 같이 허위로 회사를 만들고 공사작업을 맡긴 사람에게도 나중에 돈을 요구해서 지금은 그 둘 사이도 견원지간이 되었다는 소식도 들었다.

현재는 소송에서 당연히 우리가 승소하여 추심 및 후속 절차를 진행 중이지만 굴지의 업체를 운영한다는 사람조차도 호시탐탐 자기 잇속만 노리는 이곳의 상황을 뼈저리게 느낀 경험이었다.

물론 나쁜 사람들도 있지만, 우리에게 많은 도움을 줬고, 지금도 너무나 큰 도움을 주는 여러분들이 계신다.

아무튼 이렇게 처음 건너 알게 된 현지 지인분들을 통해 들었던 이야기 중에 '베트남은 스케일링도 치과의사가 직접 해야한다.' 라는 이야기가 있었다. 당시에는 그럴 수도 있겠다 라고 생각했고, 그 이후 조금 더 자세히 그 분야에 대해 정보를 얻어갔다.

결론부터 말하면 치과의사는 당연히 스케일링을 할 수 있는 것이다.

이곳은 치위생사라고 하는 전문 분야 의료기사가 딱히 없는 곳이기 때문에 여러 한인치과에서 진료보조를 하는 일반인을 고용하는데, 그들이 스케일링을 할 수 없으니, 한인 치과에 고용된 사람들 중에 베트남 치과의사만이 스케일링을 하고 있었던 것이었다.

그러나 이 곳 베트남에도 치과의사와 치과단순보조자 이외에, 굳이 우리말로 표현하자면 치과치료사 라고 할 만한 직종이 있다. 베트남 어로 하면 Yi sĩ 라고 한다.

그것을 원래 치과를 운영하던 일반인이 정확하게 파악하기도 어려웠을 것이고, 면허제도에 대한 어떤 이해를 한 상태에서 치과를 개설하고자 했을 것 같지도 않다. 치과의사를 구인한 것이 전부였을 것인데, 그러다 보면 베트남 치과의사에게 간단한 여러가지 진료들을 모두 하게 했을 테니 말이다.

한국에서 치과의사가 한달에 한 두차례 방문 진료를 하는 경우도 어느 정도 돈이 되는 진료들만 하고 가기 바빴을 테니 그런 부분에 대해 얼마나 파악하고자 노력했을지도 의문인 것이 사실이다.

나는 정보를 수집하고 준비하는 과정 동안 이 부분에 의문을 가지고 방법을 찾아보기 시작했다. 물론 병원에서 베트남 치과의사를 고용하여 함께 진료할 것이 예정되어있지만 치과계의 면허에 대한 이해가 부족하면 안될 것이라고 생각했다.

베트남의 치과의사 면허제도와 치과계 종사 인력에 대한 것들을 알게 되면서 이제서야 왜 그런 말들이 있고 베트남에 불법치과들이 그렇게 많은지 알게 되었다.

이곳 베트남에 있는 치과들을 자세히 살펴보면, 치과 입구에 적혀있는 진료 시간이 우리 나라 기준에서는 조금 독특한 것을 볼 수 있다.

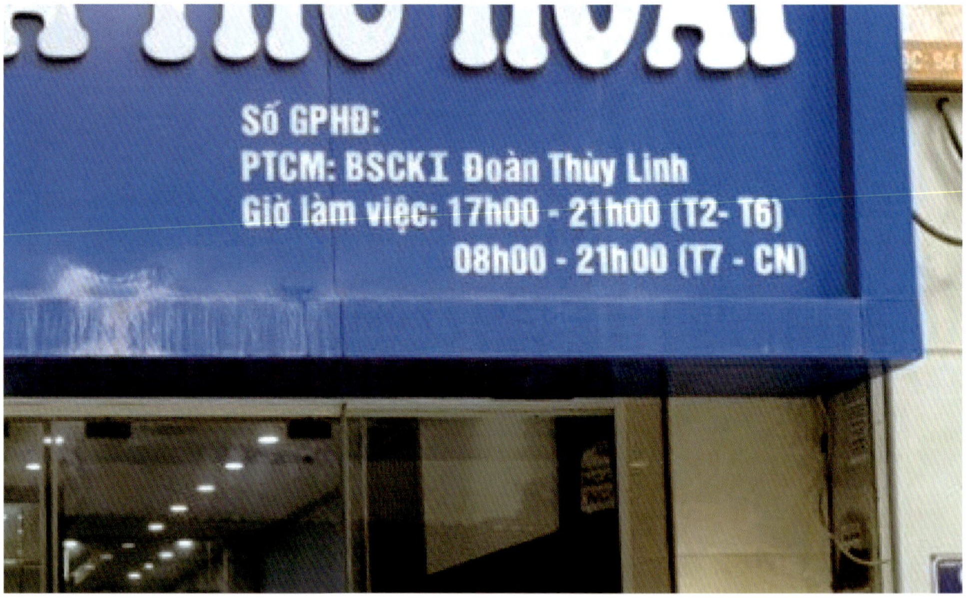
Số GPHĐ:
PTCM: BSCKI Đoàn Thủy Linh
Giờ làm việc: 17h00 - 21h00 (T2- T6)
08h00 - 21h00 (T7 - CN)
월요일~금요일 : 17시~21시, 토요일~일요일 : 08시~21시 로 진료 시간 안내를 하고 있는 현지 치과

보통의 제대로 된 치과 같은 경우 아침 8시부터 저녁 8시나 9시까지 오히려 우리 나라보다 더 길게 진료를 하지만, 독특한 진료 시간을 가진 치과의 경우는 치과의 진료 시작이 보통 오후 4시 전후이다. 그리고 주말에만 조금 진료를 길게 할 뿐 평일 낮에는 거의 진료를 하지 않는다고 볼 수 있다.

이런 치과의 경우 현직에 있는 대학병원 의사들이나 국립병원 의사들이 퇴근 후 진료를 하는 병원이라고 보면 된다. 또는 다른 병원에서 일하는 의사들이 퇴근 후 이동하여 또 진료를 하고 있는 병원인 것이다.

이런 일이 비일비재한 곳이 베트남인데, 이런 경우 낮에 그 병원은 실제로는 의사가 없어도 환자들이 들어오면 기본적인 진료를 진행하곤 한다. 이럴 때 병원에서 진료를 맡아서 하는 사람들이 바로 치과치료사이다.

치과치료사라는 개념은 우리에게 생소하지만, 우리나라에서도 아주 오래전에 일부 지역에서 인정되었던 한지의사와 비슷한 개념으로 이해하면 될 것 같다.

치과 치료사의 경우 진료범위가 법적으로 정해져 있는데, 재미있는 것은 해당하는 진료를 할 수 있는 지역이나 기관도 정해져 있다는 것이다.

치과치료사의 경우 간단한 검진과 스케일링 이외에도 크게 보면 단근치 (뿌리가 하나인 치아–주로 앞니 등) 신경치료, 치주발치 (잇몸병으로 인해 뼈가 녹아 많이 흔들리는 상태에서 치아를 빼는 것) 등의 진료가 가능하다. 그러나 이미 말한 것처럼 지역적 제한이 있어 도시지역으로 분류된 대도시권에서는 단독 진료가 불가능하다. 또 지역을 막론하고 의원급이 아닌 병원급에서 또한 단독 진료가 불가능하다.

따라서 호치민시 같은 대도시에서는 치과치료사가 우리나라의 치위생사와 비슷한 진료 영역을 갖는다고 생각하면 크게 틀리지 않다.

나는 준비과정 중에 이러한 부분을 알게 되고 좀 더 명확하게 하기 위하여 베트남 현지의 대학 여러 곳에 메일을 보냈고 그 중 긍정적으로 협력관계에 대하여 회신을 준 학교 한 곳을 직접 찾아갔다. 말도 통하지 않는 나라에서 온 치과의사가 대뜸 대학교에 찾아와 학장님이나 교수님을 만나자고 했으니 지금 생각하면 참 황당했을 법도 하다.

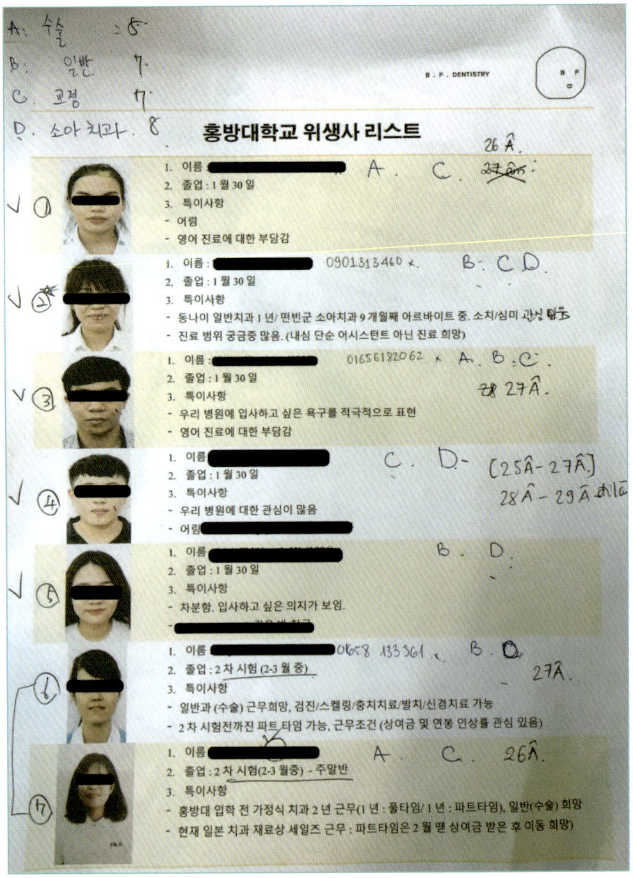

B. F. DENTISTRY

홍방대학교 위생사 리스트

1. 이름 :
2. 졸업 : 1 월 30 일
3. 특이사항
- 어림
- 영어 진료에 대한 부담감

1. 이름 :
2. 졸업 : 1 월 30 일
3. 특이사항
- 동나이 일반치과 1 년/ 펀빈군 소아치과 9 개월째 아르바이트 중. 소치/심미
- 진료 범위 궁금증 많음. (내심 단순 어시스턴트 아닌 진료 희망)

1. 이름 :
2. 졸업 : 1 월 30 일
3. 특이사항
- 우리 병원에 입사하고 싶은 욕구를 적극적으로 표현
- 영어 진료에 대한 부담감

1. 이름
2. 졸업 : 1 월 30 일
3. 특이사항
- 우리 병원에 대한 관심이 많음
- 어림

1. 이름
2. 졸업 : 1 월 30 일
3. 특이사항
- 차분함. 입사하고 싶은 의지가 보임.

1. 이름
2. 졸업 : 2 차 시험 (2-3 월 중)
3. 특이사항
- 일반과 (수술) 근무희망, 검진/스켈링/충치치료/발치/신경치료 가능
- 2 차 시험전까진 파트타임 가능, 근무조건 (상여금 및 연봉 인상률 관심 있음)

1. 이름
2. 졸업 : 2 차 시험(2-3 월중) - 주말반
3. 특이사항
- 홍방대 입학 전 가정식 치과 2 년 근무(1 년 : 풀타임/ 1 년 : 파트타임), 일반(수술) 희망
- 현재 일본 치과 재료상 세일즈 근무 : 파트타임은 2 월 땐 상여금 받은 후 이동 희망)

우리병원과 협력관계인 현지대학교 치과대학 학장님 추천으로 진료실 직원들을 면접 보았던 자료 일부이다. 이중 대부분은 아직도 주요한 역할을 하고 있다

그러나 그 대학은 지금 현재도 굉장히 활발하게 나와 교류하고 있으며, 한국에서 나의 모교와 협약을 맺어 교수 및 학생 교류 프로그램을 운영하고 있다. 또 너무나도 감사하게 은사님들께서 직접 방문하셔서 우리 병원이 현지 대학과 함께 주최하는 세미나에서 강의도 해주시곤 한다.

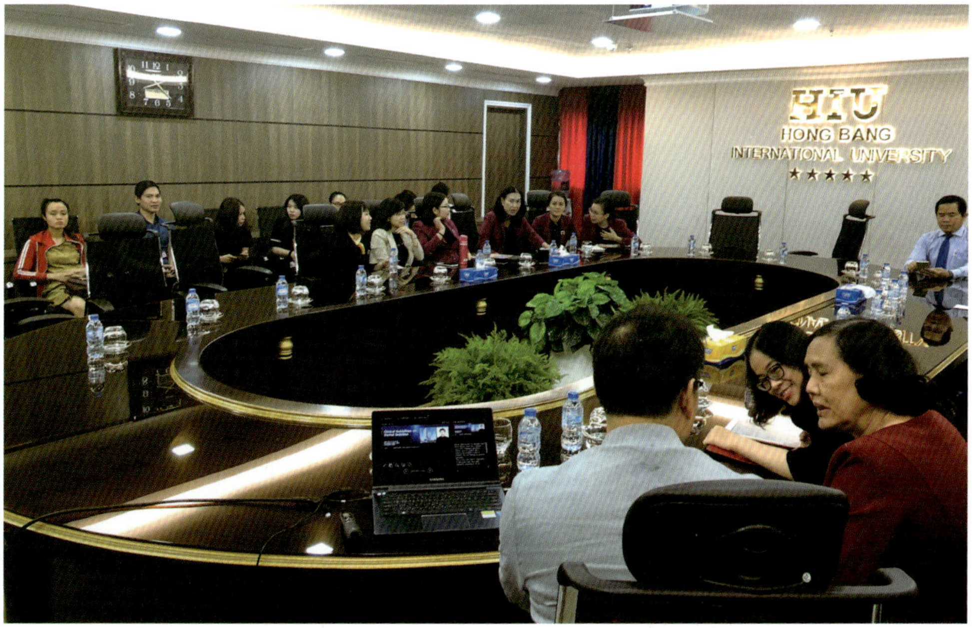

모교 교수님들께서 우리 병원 협력 대학에 초청되어 오셔서 강의를 열어주셨다. 학생 교류와 학교간 협약도 맺어 베트남 치의학 발전에도 이바지하고자 노력하고 있다.

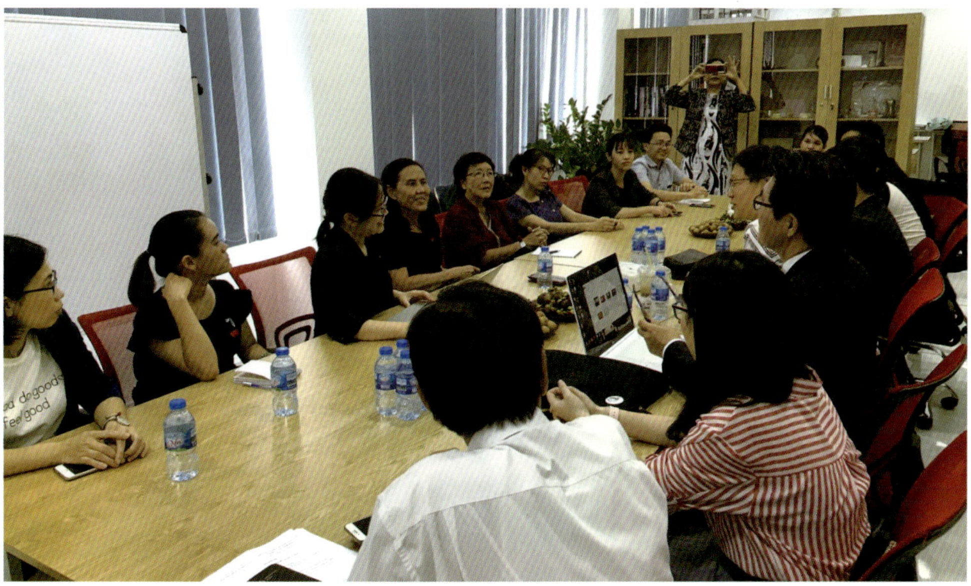

우리 병원의 협지 협력 치과대학에 모교의 교육 과정을 전수하는 방안을 협의 중이다. 나는 모교를 포함 한국 대학과 한국 치과계가 해외에서도 반드시 역할을 해야한다고 생각한다.

무작정 찾아가서 다시 소개를 하고, 시설도 견학하고 나는 이런 것을 준비하고 있다고 설명을 했고 그 대학의 학장님과 교수님들께서 큰 관심을 보여주시며 한국에서 온 치과의사들이 학교에 더 큰 도움이 되어달라는 부탁도 하셨다. 그러면서 이번에 배출되는 치과 치료사 졸업생 중에 직접 선발을 하여 보내줄 테니 그 학생들을 대상으로 면접과 교육을 진행하여 채용하라 하셨다.

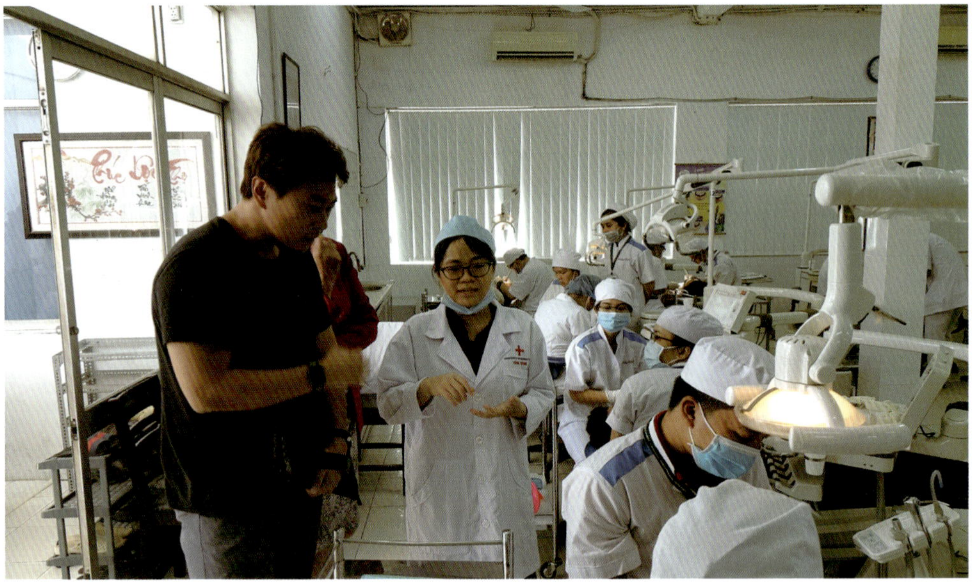

협력대학인 홍방대학교의 치과치료 실습실을 견학하는 모습. 현재는 신식 건물을 신축하여 이전하였다.

그리하여 감사하게도 학장님께서 직접 선발해주신 치과치료사들을 채용하였고, 우리 나라식의 진료에 대해 계속적인 교육과 평가를 하였으며 그 중 교육과정을 모두 수료하고 평가에 합격한 직원들로 첫 구성원들을 꾸리게 되었다.

지금은 그 친구들이 모두 훌륭한 역할들을 수행하고 있고, 이제 공채로 그 다음 기수를 선발하고 교육할 때 교육까지 맡아서 하는 수준에 이르렀다. 앞으로 우리 병원이 확장을 더욱 거듭하게 되면 지금 있는 1기 친구들을 각 병원에 관리자급으로 파견하여 병원의 관리를 맡길 생각이다.

처음에 들었던 치과의사만 스케일링이 가능한 곳이라고 하는 것은 이러한 치과계 인력 구조에 대한 정보수집이나 준비가 없이 나온 이야기라고 생각하게 되었다.

게다가 또 한가지는 뒤에서 이어 설명할 면허인정 과정과 일맥상통하는 부분으로, 치과의사 면허 자체에 대한 체계의 이해가 필요했다.

베트남은 불과 몇 년전까지만 해도 단독 치과대학이 없었다. 예전 중국처럼 의과대학의 구강과가 있고 그 구강과 과정을 수료하면 치과의사의 기본 자격이 생기는 것이었다.

현재는 전국에서 치과대학이 여러 곳 설립되고 학생들이 몇 년 후부터 배출될 예정이다. 그러나 아직도 우리나라와 달리 치과대학뿐만 아니라 치과의사 면허제도 자체가 정립되지 않아 국가고시를 보고 합격을 하면 면허가 발급되는 형태로 되어 있지 않다.

그리하여 독특한 면허체계가 되어있는데, 우선 구강과 졸업생들이 병원급 의료기관에서 18개월 간 진료를 해야만 한다. 그래야 치과의사로서 진료를 실제로 할 수 있는 자격이 생기고 면허증을 발급받을 수 있다. 그러나 18개월 진료한 것을 인정받고 치과의사 면허증을 받더라도 단독으로 개설해서 치과를 운영할 수는 없다. 총 진료 기간인 54개월을 채워야만 비로소 진짜 치과의사가 되는 것이기 때문이다.

베트남에서도 치과대학이 없고 치과의료 교육이 정립되지 않았다는 것을 알기에 이러한 제도를 운영하고 있다. 또한 의과대학 구강과 과정에서 적절한 임상 실습이 이루어지지 않기 때문에 병원에서 필수로 일정기간 이상 근무를 해야만 면허증을 발급하는 것으로 보면 된다.

그러나 병원에서 단순히 근무를 하는 것으로 제대로 된 임상 실력을 갖추게 된 것이라고 보기는 어렵기 때문에 치과 의료 자체의 수준은 매우 낮은 상태이다.

간혹 교민분들 중에 '한국 치과는 다 사기꾼들이고 돈만 뽑아먹으려고 하기 때문에 본인은 베트남 치과만 다닌다, 베트남 사람들도 손기술이 좋기 때문에 다들 잘한다.' 라는 소리를 하시는 분들이 계신다.

베트남에도 잘하는 치과들이 많겠지만, 이런 말씀을 하시면서 기정사실로 믿어버리시는 분들께 베트남의 치과가 어떻게 구성되고 있고, 어떤 치과의사들이 진료를 하고 있는지에 대해 하나하나 실상들을 다 말씀드리고 이해를 시키는 것은 현실적으로 불가능하다고 본다.

치과의사 면허제도와 치과종사자 전문 직종별 구성이 우리 나라에서 경험하던 것과는 많이 다르기 때문에 이처럼 일반인이 수많은 치과의사들을 고용하여 치과를 개설하고 주로 치과치료사들이 맡아서 운영하는 등 일반 치과들이 매우 많아지게된 것이다.

우리나라는 현재 치과가 포화상태라고는 하지만 그래도 의료인만이 의료기관을 개설할 수 있고 1개소만 가능하므로 폭발적으로 많아질 수 없는 근본적인 구조를 가지고 있다.

그러나 베트남 같은 경우는 치과에서 치료를 하는 것이 보험 공단이나 심사평가원 같은 곳의 제재를 받는 경우가 별로 없기에 한번 개설신고를 하고 나면 그 병원에 의사가 실제로 있는지 여부는 중요하지 않게 되기도 한다. 그러다 단속을 당하면 그냥 폐업을 해버리기 일쑤이기도 하다.

한국의 경우처럼 제재가 있는 경우 실제 현장에서는 의료인들의 불만사항으로 이어지는 경우가 있기는 하지만, 그 제재 정도가 과도하지만 않다면 되려 의료인과 국민이 서로 잘 보호받을 수 있는 방법이기도 한 것 같다.

치과의사 면허제도에 관한 내용은 이 책에서 앞으로 소개될 한국 치과의사 면허를 베트남 면허로 인정받기 위한 기본 조건에도 영향을 미친다. 따라서 한국 치과의사들의 입장에서는 다소 억울하거나 불리하다고 느낄 여지도 존재한다.

그러나 특별한 교육이나 별도의 심사 없이 일정 수준의 영어시험을 통과하고 요구하는 서류를 갖추면 면허를 받을 수 있고 그 진료 영역에서 현지인 치과의사들과 차별이 없다는 점은 상당히 고무적이다. 그렇기에 앞서 말한 것처럼 진료를 통해 이 시장을 파악하고 치과사업을 할 수 있을 것이라는 생각에서 베트남을 선택한 것이기도 하다.

이렇게 미시적인 관점에서 여러 나라 중 베트남 진출을 결정한 이유는 내가 직접 모든 과정을 파악하고 진행하며 진료를 통해서 베트남의 치과계 실정을 알 수 있도록 직접 진료가 가능한 현실적으로 유일한 나라라는 점이었고, 거시적인 면에서는 전세계적으로 베트남만큼 역동적이고 가능성을 많이 가진 나라가 없다는 점이었다.

한동안 수많은 사람들은 중국 진출을 꿈꿨다. 비단 치과의사들뿐만 아니라, 아니 어쩌면 치과의사들의 진출이 가장 더디고 소극적이었을 수도 있다.

그러나 내가 베트남 진출을 알아보고 한창 준비에 박차를 가하던 중에 중국에서 사드 문제가 터졌고, 정계를 포함하여 재계 그리고 민간부분에까지 중국 진출과 활동의 기회가 모두 차단되고야 말았다.

그러던 중 중국의 대안으로 급부상한 것이 바로 베트남이었다. 사실 베트남은 그 이전부터 이미 전세계에서 몇 안되는 7%의 경제성장률을 기록하고 있는 나라였고, 값싸고 풍부한 노동력을 이용하여 많은 기업들이 이미 진출해있던 상태였다. 발빠른 기업들은 이미 생산공장을 많이 가지고 있었고, 국내 굴지의 금융사들 또한 여러가지 형태로 이미 베트남에 진출해 있던 상태였다.

베트남은 2018년 상반기에도 여전히 7% 높은 성장률을 기록하였다. 베트남은 외국인 직접투자의 비율이 상당히 높고 경제의 근간 자체가 투자를 통해 지탱되고 있기는 하지만 그것들을 제외한다 치더라도 기준금리인하 등의 부양정책을 독자적으로 계속 사용하고 있다. 그리고 제조업이나 가공업 등의 2차 산업도 꾸준히 호조세를 보이고 있으며 전통적인 강세를 보이는 농림 수산업도 잠깐 주춤했지만 다시 개선되는 추세가 뚜렷하다.

또한 2019년에 들어와서도 계속 심화되는 미중 무역전쟁의 탓에 벌어진 탈중국 생산기지 유치를 통해 지속적 성장을 이루고 있다.

이처럼 거시적인 관점에서 볼 때의 장점은 더욱 여러가지가 있다고 하겠다.

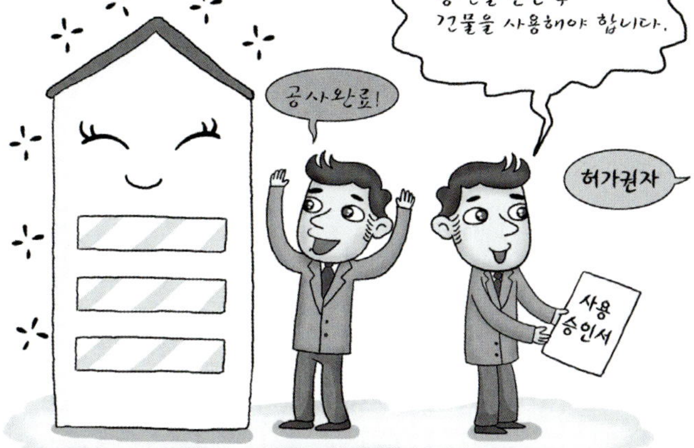
공사완료!
승인을 받은 후
건물을 사용해야 합니다.
허가권자
사용
승인서

Chapter 3

치과의사 해외진출, 실제 과정

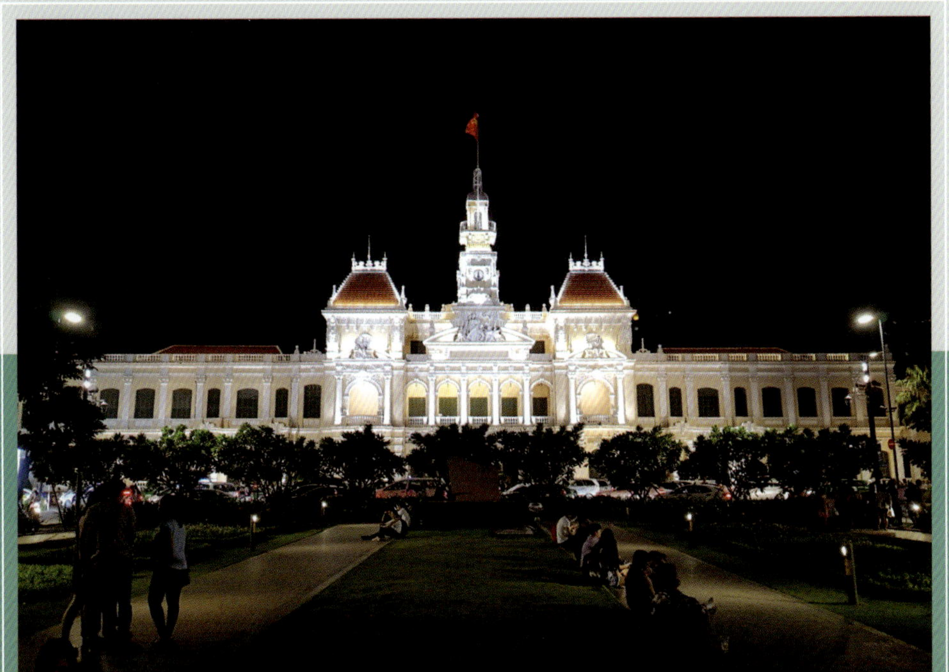

3. 치과의사 해외진출, 실제 과정

– 치과의사가 해외로 진출하기 위한 방법에서 가장 첫번째로 고려해야 할 것은 역시나 면허를 해결할 수 있는가이다. –

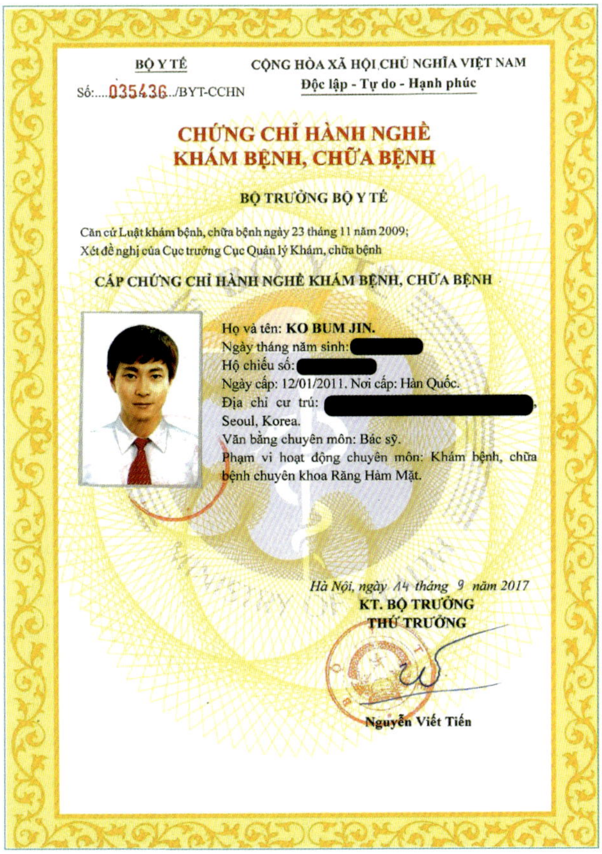

BỘ Y TẾ

Số:.....035436.../BYT-CCHN

CỘNG HÒA XÃ HỘI CHỦ NGHĨA VIỆT NAM

Độc lập - Tự do - Hạnh phúc

CHỨNG CHỈ HÀNH NGHỀ
KHÁM BỆNH, CHỮA BỆNH

BỘ TRƯỞNG BỘ Y TẾ

Căn cứ Luật khám bệnh, chữa bệnh ngày 23 tháng 11 năm 2009;
Xét đề nghị của Cục trưởng Cục Quản lý Khám, chữa bệnh

CẤP CHỨNG CHỈ HÀNH NGHỀ KHÁM BỆNH, CHỮA BỆNH

Họ và tên: **KO BUM JIN.**
Ngày tháng năm sinh:
Hộ chiếu số:
Ngày cấp: 12/01/2011. Nơi cấp: Hàn Quốc.
Địa chỉ cư trú: , Seoul, Korea.
Văn bằng chuyên môn: Bác sỹ.
Phạm vi hoạt động chuyên môn: Khám bệnh, chữa bệnh chuyên khoa Răng Hàm Mặt.

Hà Nội, ngày 14 tháng 9 năm 2017

KT. BỘ TRƯỞNG
THỨ TRƯỞNG

Nguyễn Viết Tiến

베트남 치과의사 면허증. 진료 범위가 정해져 있다.

1) 면허해결의 필요성

해외에서 살고자, 한국을 벗어나고자 하는 경우에도 중요한 것이 생계를 유지하는 것임은 자명한 사실일텐데, 그렇다고 치과의사가 가장 잘 할 수 있는 본업을 버리고 바로 다른 일을 시작한다는 것은 현실적으로 쉽지 않을 것이다.

지금은 치과의사를 하고 있다하더라도 여러 능력을 두루 갖춘 분들이 상당히 많겠지만, 말도 안 통하고 문화가 낯선 다른 나라에 가서 바로 다른 일을 시작해서 그것이 가족들의 생계를 유지할 만큼의 수입으로 이어질지는 섣불리 장담할 수 없을 것이다.

모험이라고 봐도 무방할 것 같다.

그리고 해외진출을 원하는 대다수의 치과의사들 그리고 다른 의료인들의 경우는 한국에서보다 조금 쉽게 수입을 올리거나, 환자를 조금 덜 보면서 수입이 줄어들지언정 여유 있는 생활을 원하는 경우가 많을 것이다. 그러나 생계를 걱정하지 않아도 될 만큼의 자금적 준비가 되어있지 않다면 어느 정도 이상의 수입을 올리는 가장 확률 높은 것은 본인이 가장 잘 알고 가장 잘 할 수 있는 일을 통하는 것이라고 생각한다.

현재 해외에 진출해 있는 몇몇 치과의사 선생님들은 거의 다 현재 활동하고 있는 해당국가의 면허를 정식으로 취득하신 분들이다.

나라마다 면허를 취득하는 방식이 매우 다르긴 하지만, 현재는 베트남과 중국을 제외한 모든 나라에서 그 나라의 정식 학제를 거쳐 국가고시를 합격해야만 한다.

두바이의 경우도 몇 가지 조건을 갖추고 현지 후견인이 있다면 가능한 것으로 알려져 있는데, 실제로는 그런 후견인을 만나는 것이 매우 어렵기 때문에 논외로 하겠다.

중국의 경우는 일시적으로 제한적인 지역에서 활동하도록 하는 면허가 발급되는 것으로 알고 있다.

다만, 중국은 외국인 투자법인을 진행하여 한국의 치과의사가 단독으로 진출하는 것 자체가 불가능하기에 현지의 파트너가 그것까지 진행해주는 경우가 많다고 알고 있다.

경우에 따라서는 이것이 굉장히 수월한 과정일 수 있을테고, 반대의 경우라면 분쟁요소나 위험요소가 다소 발생할 여지가 있다 하겠다.

이 책을 읽는 독자들은 대부분 알고 있겠지만 베트남의 경우는 몇몇 요구 조건을 만족하는 경우에 한해 한국 치과의사 면허가 베트남 치과의사 면허로 전환된다.

물론 면허제도의 차이로 인하여 진료 영역과 제한 수준에 차이가 있지만 그것은 그 다음 단계 과정들로 또 진행이 가능한 부분들이다.

면허가 해결되지 않은 상태에서 해외로 진출한 경우는, 치과의사뿐 아니라 일반인도 가능한 영역을 통한 진출이다.

투자가 비교적 안전한 나라에 자금을 투자하여 사업을 추진하는 형태이고, 이때 치과의사로서 가장 잘 알 수 있는 치과업을 업종으로 선택한 것이다.

이런 경우도 어쩌면 훌륭한 방법이 될 수도 있겠지만 나의 생각은 이 부분에서 약간 달랐다.

이 책의 전반에 걸쳐 여러 번 언급되는 이야기지만, 나는 실제로 내가 겪어서 경험하고 내 손으로 치과의 전반에 대한 것을 모두 파악해야만 그 나라의 낯선 치과계를 조금이라도 더 잘 파악할 수 있다고 생각했다.
게다가 베트남이라는 곳은 전세계에서 소위 가장 기회가 많은 곳이었고, 한국 의사가 직접 진료했을 때의 장점이 훨씬 많은 곳이기도 했다.

많은 기회와 성장 가능성, 그리고 소비자의 관심 분야, 한국 치과의사 면허를 인정받는 것까지 가능했기에 내가 생각한 방향과 모두 잘 부합하는 곳이었다.
면허를 인정받을 수 없는 곳이었다면 어떻게 했었을지에 대해 생각해본 적이 있었는데, 그렇다고 하더라도 베트남에서 새로운 사업을 시작했을 것 같긴 하다.

몇 년간 겪으면서 이 생각은 더욱 확고해졌는데, 한국적인 체계와 문화에 익숙한 입장에서는 정말 이해하기 힘들고 답답한 일이 많다고 하더라도, 이곳으로 몰려드는 세계 유수의 기업과 자본, 그리고 기회를 따라서 도전하는 추세는 내 선택이 틀리지만은 않았다는 증거가 되기도 하니 말이다.

그렇다면 이 글을 읽는 독자, 또는 베트남 진출을 원하는 치과의사들 중에 진료는 하지 않고 사업만 하고 싶은데 이때도 굳이 면허를 취득하는 것이 유리할지에 대해 의문을 품는 분들이 계실 것이다.
물론 투자의 형태에 따라 다르겠지만 일반 사업의 영역으로 병원 운영 사업을 한다면 면허 없이도 충분히 가능하다.

그러나 실제 사업을 진행하기 위해서는 투자허가, 법인 설립, 노동 허가, 비자 및 거주증 발급 등 상당히 까다로운 인허가 절차들이 있는데, 이때 면허발급 여부가 중요하게 사용된다. 만약 현지에서 어느 정도의 진료에 개입할 수 밖에 없다면 면허 취득이 필수적인 것은 두 말 할 필요도 없이 당연하다.

2) 베트남 치과의사 면허 취득하기

그렇다면 베트남에서 면허를 취득하고 실제로 진출하는 과정은 어떠할까.

알다시피 베트남은 한국 치과의사 면허가 현지 치과의사 면허로 인정이 가능한 나라이다. 그러나 단순하게 면허를 그냥 가져와서 보여주고 쓸 수 있다는 의미가 아니라 베트남에서 요구하는 일정 과정을 거쳐야만 한다.

이 과정에서 나도 상당히 많은 대행업체 분들과 업체관계자분들을 만나고 면허인정 과정에 대한 상담을 받았다.

다소 의아했던 것은, 이렇게 하면 된다는 것은 알고 있었지만 실제로 해본 경험도 없고, 어떤 절차를 통해 진행된다는 확실한 정보를 주지 않는다는 것이었다. 또 이렇게 한다면 면허를 받을 수 있다고 장담을 하는 경우도 없었다.

지금 돌이켜 생각해보면 그도 그럴 것이, 내가 진출하기 이전에 치과의사가 외국인투자법인을 만들어 치과의사면허를 인정받고 운영 중인 치과는 베트남을 통틀어 단 몇 곳에 불과하고, 그 중 한곳 원장님도 우여 곡절을 겪고 고생하시며 굉장히 오랫동안 진행한 탓에, 그때 맡아서 진행한 해당 법무법인에서도 많은 고생을 했다고 한다.

또 진행 과정에서도 중간에 여러 과정들이 동시다발적으로 이루어져서 정확한 진행 방식에 대해 한가지로 정해서 말해주기 어려웠을 것 같다.

나도 베트남의 행정 절차에 대해서 이제는 알고 있기에 당시 상담내용이 이해 가는 부분이 있는데, 베트남은 우리 나라처럼 전산화가 되어있는 것도 아니고 각 부처마다 경험이 별로 없는 업무이거나 본인들에게 필수적으로 필요하지 않은 민원업무의 경우는 뒷전으로 미뤄놓는 일들이 많기 때문에 기간이 얼마나 걸릴지, 또는 한번의 시도로 가능할지에 대해 확답을 주기 어려웠을 것이다.

그때는 나도 이런 사실들을 다 알지 못했었지만, 한가지 확고하게 생각했던 것이 있었다.
아무리 오래 걸리고 비용이 많이 소요되는 어려운 절차라고 할지라도 처음부터 제대로 진행을 해보고 겪어봐야 나중에 누군가 나의 뒤를 이어서 진출하고 할 때 제대 된 길을 제시할 수 있을 것이라고 생각했다.

또한 지금은 나 혼자 부딪히는 미약한 노력일지라도, 베트남 진출 및 해외진출로 한국 치과 의료시장의 한계를 조금이나마 극복해보고자 한다면 더욱 더 확실하고 정석적인 방법으로 진행해야 한다고 생각했다.
그때부터 관계업체라는 사람들, 건너 건너 높은 공무원 누구를 알고 있으니 일을 자기가 처리할 수 있다고 하는 수많은 사람들과 거리를 두기 시작했다.

현실적으로 필요한 조언과 일부 사람들의 과장 섞인 허세와 잘 구별해서 듣는 노력을 시작했다. 진짜 제대로 된 시장조사를 시작하며 법인 설립과 면허 과정 진행 당시 수임계약을 맺었던 법무법인 변호사들과 함께 베트남 의료관련 법령 등을 하나씩 모두 찾아 가능 여부를 타진했었다.
돌이켜 생각해보면 이 과정에서 상당히 많은 시간이 소요되고 예상치 못한 어려움도 있었지만 이때가 사실상 최초의 정식 과정이었던 셈이다.

법무법인에서도 절차상 크게 문제 없이 진행될 것이고 과정상 크게 무리가 되는 것 같지는 않다는 설명을 했었지만, 실제로는 법무법인에서도 해본 적이 없는 업무이다보니 법무법인의 현지 변호사와 함께 법령에 대해 하나하나 찾아가며 베트남어와 영어를 번역하고 실제로 적용하는 과정의 연속이었다.

또한 베트남은 의과와 치과의 구분이 아직 확실하지 않다보니 법령의 구분도 모호한 경우가 많다. 간단한 예를 들면 CT의 경우 한국은 치과용 방사선장치에 대한 구분이 명확하기에 큰 제약사항 없이 방사선실을 치과내에 둘 수 있는 반면, 베트남은 Medical CT 와 같은 개념을 적용하여 상당히 큰 규모의 방사선실 규격을 갖춰야 한다. 또한 방사선사와 비슷한 개념으로 방사선 촬영을 위한 자격이 있는 사람만 방사선 시설을 다룰 수 있으므로 방사선 인허가를 따로 받아야한다.

또 수술실의 경우에도 마찬가지로 수술실에 대한 인허가가 따로 필요하고 갖춰야 할 시설과 규격에 대한 규제가 상당히 엄격한 편이다. 한국처럼 일반 의원 내 같은 진료공간 내에서 수술을 하는 것은 불가능하고 수술을 하기 위해서는 수술실을 따로 갖춰야 하며 위생 및 소독시설도 별도로 갖춰야 한다.

이런 식의 단계적 준비를 몇 개월 동안 하다 보니 치과의사가 해외로 진출을 한다는 소식이 한국 개원가에 알려지게 되었고 당시 해외진출 방안을 찾고자 열을 올리던 쪽에서 2016년 4월 열린 SIDEX에 당시 나의 일을 도와주던 법무법인을 초청하여 강연이 열렸었다.

그 이후 한국의 치과의사들 사이에 본격적인 베트남 진출이 붐이 일었는데, 그 강연 후 바로 실시되었던 영어시험에서는 나를 포함하여 동남아 지역에서 연구 및 봉사 활동을 하시려고 준비 중이라고 하셨던 의사분, 선교사 일을 함께 하시려는 의사분, 그 분과 동반해서 오신 지인 의사분 등 4명정도에 불과했던 한국인 응시자가 최근까지 열린 영어능력 시험에서는 적게는 40명, 많게는 60여명에 달할 정도로 열기가 뜨겁다.

아직도 이 시험에 응시하는 수험 인원 중 절대 다수는 치과의사이다.

이 과정에서도 조금 주의해야 할 것들이 있다.

지금은 내가 진출한 방법이 많이 알려져 있는 상태이고 내가 기고하는 신문의 칼럼을 통해서도 많은 정보가 있는 상태이다. 또한 나를 찾아와서 상담을 하고 가시는 분들도 많기에 그래도 올바른 정보가 많이 알려져 있다.

그러나 당시만 하더라도 베트남에 진출할 수 있는 방법이 알려지기 전이었고, 공식적인 정보를 얻기에 베트남 현지 정확한 안내도 없었다.

어느 나라나 모국어가 아닌 이상 그렇겠지만 베트남 또한 관공서에서 영어 사용이 쉽지 않고, 외국인 투자를 관장하는 관공서들 조차 대부분의 행정 처리가 인터넷으로 불가능한 부분이 많다. 그렇다보니 여러 가지 행정 절차를 외국인이 직접 처리하기가 거의 불가능한 것이 현실이다.

물론 지금도 그렇지만 당시에도 베트남과 한국에 걸쳐 법인 설립 및 면허 인정 과정을 대행해주는 업체가 있었다. 초창기 여러 비전문가들이 이 작업을 할 때에는 실제로 문제가 될 소지들이 조금 있었는데, 본인들의 베트남내 실력을 과장하여 한국에 정보를 흘리고 중간 공무원 누구를 알아서 시험을 보게 만들어 준다는 허위정보를 흘리는 사람들도 더러 있었다.

대행작업이 사실상 반드시 필요한 환경이기 때문에 정확한 정보를 가지고 투명하게 일을 처리해야 할 텐데, 베트남은 원래 그렇다 라는 식으로 한국 치과의사들을 손쉽게 기만하는 행태들이 있었던 것도 일부 사실이다.

나는 이 부분에서 무엇보다 먼저 정확한 정보를 제공해야 한다는 일종의 의무감을 느꼈다.
그래도 내가 치과의사로서 최전선 정식 절차를 진행하는 것이라면 수많은 치과의사들에게 정보를 공개하고, 그 올바른 정보를 토대로 해외진출에 관심 있는 치과의사들로 하여금 심사숙고하도록 만들어야 한다고 생각했기 때문이다.

사실 성공을 하느냐 그렇지 못하느냐의 차이는 여러 곳에서 나타날 것이다. 개인의 노력도 뒷받침 되어야 하는 부분이기 때문에 그것까지 보장해줄 수는 없을지라도, 선택을 고민하는 시점에서조차 올바른 정보를 얻지 못하고 잘못된 절차에 시간과 비용과 노력을 낭비하는 일은 막아야 했기 때문이다.

내가 이 준비과정을 올바르게 수립하는 것이 반드시 필요하다는 개념에서 또 한가지 아주 중요하게 생각했던 것이 있었다.
비록 개인의 노력에서 출발한 것이지만 한국 치과의사가 베트남에 잘 진출하고 안정적인 사업을 영위하면서 베트남 시장으로 한국의 우수한 의료진을 영입하고, 그를 통해 한계에 봉착한 한국 치과계 시장의 저변을 확대하는 것이 가능할 수 있다고 생각했다.
그리고 나 또한 베트남 의료시장에서 큰 역할을 함과 동시에 그것을 발판으로 타국가 해외진출에도 박차를 가하고자 하는 것이 목표였다.
그러나 베트남 의료시장에 한국 치과의사들이 적극적으로 진출하려는 이 시점에 혼탁한 시장상황이 만들어지고 거짓 정보나 잘못된 절차를 통해 좌초되는 일들이 생긴다면 베트남에 진출해있다고 알려진 내 입장에서도 크게 우려되는 일일 수 밖에 없었다.

베트남이라는 시장이 혼탁해지면 해질수록 그 시장에 진출해 있다고 가장 널리 알려진 나 또한 당연히 타격을 입을 수 밖에 없고, 치과계에 언제 다시 올지 모르는 좋은 기회를 이대로 놓칠 수도 있을 것 같았기 때문이다.

먼저 영어시험에 대해 제대로 알아야만 한다.

정확하게 말해서, 흔히들 한국에서 치과의사 면허시험이라고 많이들 알고 있는 영어시험은 면허시험이 아니라 베트남인이건 외국인이건 의료에 관련된 영어자격을 취득하거나 증명하는 것이 필요할 때 모두 치르는 '의료인 영어능력 검정시험' 이다.

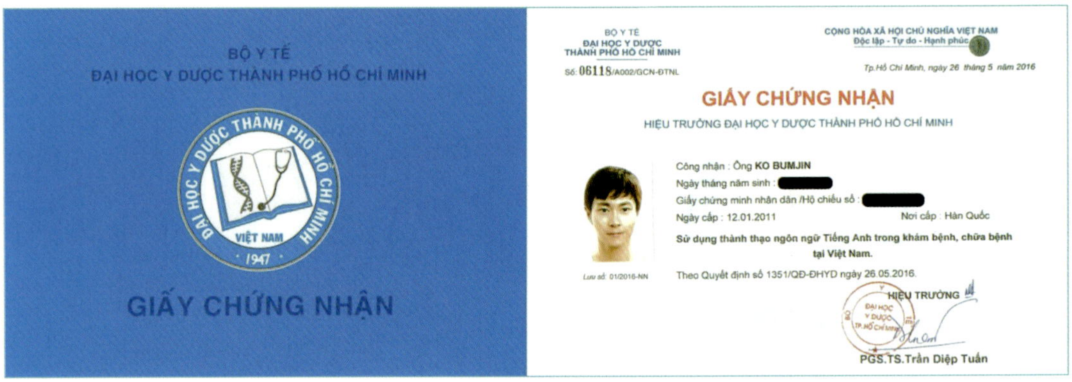
BỘ Y TẾ
ĐẠI HỌC Y DƯỢC THÀNH PHỐ HỒ CHÍ MINH
ĐẠI HỌC Y DƯỢC THÀNH PHỐ HỒ CHÍ MINH
VIỆT NAM
1947
GIẤY CHỨNG NHẬN

BỘ Y TẾ
ĐẠI HỌC Y DƯỢC
THÀNH PHỐ HỒ CHÍ MINH
Số: 06118/A002/GCN-ĐTNL

CỘNG HÒA XÃ HỘI CHỦ NGHĨA VIỆT NAM
Độc lập - Tự do - Hạnh phúc
Tp.Hồ Chí Minh, ngày 26 tháng 5 năm 2016

GIẤY CHỨNG NHẬN
HIỆU TRƯỞNG ĐẠI HỌC Y DƯỢC THÀNH PHỐ HỒ CHÍ MINH

Công nhận : Ông KO BUMJIN
Ngày tháng năm sinh :
Giấy chứng minh nhân dân /Hộ chiếu số :
Ngày cấp : 12.01.2011 Nơi cấp : Hàn Quốc
Sử dụng thành thạo ngôn ngữ Tiếng Anh trong khám bệnh, chữa bệnh tại Việt Nam.
Lưu sổ: 01/2016-NN
Theo Quyết định số 1351/QĐ-ĐHYD ngày 26.05.2016.
HIỆU TRƯỞNG
PGS.TS.Trần Diệp Tuấn

내가 시험 볼 당시 발급 받은 영어 자격증 서식이다. 현재는 서식이 약간 바뀌었다. 베트남 현지인을 통역으로 등록할때도 통역사의 이 자격증이 필요하다.

법령에 나온 자격 요건 상 베트남인 중에서도 의료관련 전공을 하였거나 의료기관에서 근무한 경험이 있으면 접수가 가능하고, 실제로 베트남인들이 꽤 많이 응시한다.

베트남인 같은 경우는 이 영어시험 자격증을 국제병원 취업 조건으로 제출하기도 하고, 외국 의료인의 면허 인정에 반드시 필요한 통역사의 자격 입증용으로 제출하기도 한다.

베트남인들의 경우 현지 병원에 비해 국제 병원에 취업하는 경우 처우가 훨씬 좋기 때문에 이 영어시험 자격증을 따려고 하는 열기가 꽤 높은 편이다.

영어시험은 비정기적으로 1년에 3회, 많게는 4회 정도까지 시행되곤 하는데 호치민뿐 아니라 하노이에서도 시행된다.

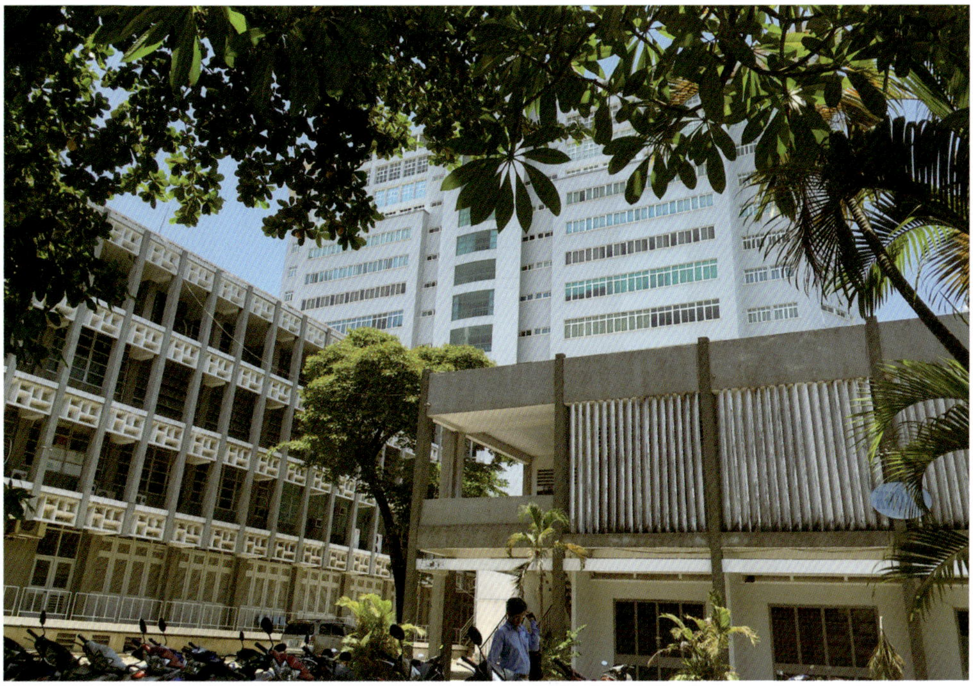

영어시험이 실시되는 호치민 의과대학의 모습이다. 호치민시 5군 지역에 위치하고 있다.

시험의 시행은 베트남 보건국에서 호치민 의과대학 등 각 기관에 위탁하여 진행하는 것이기에 응시하는 지역에 따라 진행 과정상 세부 내용은 조금 다를 수 있다.

예를 들어 호치민에서 실시되는 시험의 경우 하루동안 진행되고 지필고사와 면접으로만 이루어져 있는 반면, 하노이는 1박 2일의 일정으로 간단한 신체검사도 진행한다고 한다.

이 과정은 변경될 여지가 많기 때문에 시험 공고가 나면 세부 내용을 확인할 필요가 있다.

일정이 비정기적으로 3회 또는 4회 진행되는 이유는, 이 시험의 경우 정기고사로 시험일정을 정하고 공지하여 시행하는 시험이 아니기 때문이다.

시험을 보고 싶어하는 일정 응시자가 어느 정도 모이면 시험일을 확정하여 공지하고 추가로 접수를 받는 식으로 진행되다보니, 호치민과 하노이 두 도시에서 일제고사 식으로 치르지는 않고 시험 날짜도 따로 나온다.

영어시험은 면허인정의 가장 첫 단계에 불과하니 영어시험에 붙어 놓고 언제든 서류만 간단히 넣으면 면허가 나올 것이라 생각해서는 안 된다. 그러나 실제로 이런 식으로 알고 있는 치과의사들이 상당히 많고, 심지어 시험을 보고 영어시험에 합격한 사람들조차 이렇게 알고 있는 경우가 많다.

한국에서 이 시험이 지금처럼 많이 알려지기 전에는, 영어시험을 보고 합격한 사람들 중 일부는 본인이 이미 베트남 면허를 땄다고 말하는 경우까지 있었다고 한다.

심지어 그 중 한 분은 나에게 이게 면허라고 알고 있는데 맞는거냐며 치과의사 면허가 아니라 영어시험 합격증을 내밀며 확인을 의뢰했던 적도 있다.

어찌된 영문인지 자세히 들어보니 그 선생님의 부주의도 있었고, 당시에 대행을 해주던 몇몇 업체들에서 애매모호하게 전달한 실수도 있었던 것 같다.

대행업체들이 들으면 다소 억울하다 할 수도 있다 싶은 것이, 실제 면허과정을 개괄적으로 살펴보면 영어시험을 합격하는 것이 필수적이고 이 시험을 보고 나면 일정 수준의 서류만 갖추면 면허 인정이 가능한 것이 맞다.

그러니 당연히 대행업체에서 이렇게 안내를 한 것 같은데, 받아들이기에 따라서는 이제 따로 할 것은 없고 마음만 먹으면 아무 때나 서류를 제출하고 바로 면허를 받는 것처럼 생각할 여지가 있는 것이었다.

대행업체를 통해 실제로 면허인정을 받는 과정은 상당히 어렵고 복잡하다.

영어시험 접수를 맡기거나 영어시험 과정을 진행하는 정도가 아니라 굉장히 까다롭고 복잡한 서류과정이 있다. 따라서 영어시험 합격 이후 큰 돈을 추가로 들여서 면허 인정 과정을 진행하는 분들은 생각보다 많지 않다. 업체에서 어려운 과정이므로 면허 인정 과정에 큰 수수료를 책정한 것이 그 한가지 이유이기도 하지만, 실제로 꽤 어려운 과정이다 보니 시간이 오래 걸리는데 그 시간과 비용을 들일 만큼 지금 당장 아무 대책 없이 일단 베트남으로 넘어오겠다고 결정한 치과의사들이 많지 않기 때문일 것도 같다.

나도 우리 병원 원장님들을 포함하여 주변 지인들 위주로 부탁을 받거나, 의과 선생님들의 진출을 도와주면서 꽤 여러 차례 면허인정과정 진행을 했고, 아마 나보다 많이 진행해본 사람은 거의 없을 것 같다고도 생각을 하고 있다. 그러나 면허 인정 과정을 진행할 때마다 진짜 만만한 작업이 아니구나 하는 생각을 하곤 한다.

같은 절차를 그대로 진행함에도 불구하고 때마다 해당부처에서 요구하는 서류의 종류도 조금씩 다르고 심지어 반려되어 오는 경우 그 사례 또한 매번 다르기 때문이다. 또 필요하면 하노이 보건국에 직접 가서 사람도 만나야 하고, 미비한 서류를 급하게 보충하기 위하여 동분서주하기도 한다.

영어 시험에 대해 대행 업체들에서 전달하는 정보의 오류들은 어찌보면 작정하고 속이려는 의도가 있었기에 그렇게 된 것은 아닐 것이다. 그 세세하고 힘든 과정을 거쳐서 진행한다 하더라도 완료 기간을 장담할 수 없고, 지금 당장 그 작업을 거쳐서 베트남에 넘어올 만한 치과의사들이 그리 많이 있지도 않을 테니 일단 영어시험을 보고 나서 나중에 결정이 확고히 서면 그때 서류를 갖추어서 면허를 진행하면 된다고 설명했을 것이라고 믿는다.

그렇다 하더라도 현재 치과의사들이 베트남 면허 인정에 대해 알고 있는 정보에는 잘못 된 부분이 많고, 베트남 치과의사 면허 인정 영어시험이라는 애매한 표현을 사용하다보면 오해를 불러일으킬 소지도 다분하다.

게다가 한국에 있는 치과의사들의 입장에서는 그 대행업체들밖에는 사실 믿을 곳이 없다고 생각할 수 있기에 그에 대한 책임의식은 느껴야만 한다고 생각한다.

앞서 분명히 말했듯 영어 시험은 의료인뿐 아니라 의료계 관련 경력을 인증하면 베트남인이든 외국인이든 누구나 볼 수 있는 시험이고 시험 후 한 달 정도 후에 합격 여부를 받게 된다.

앞으로 자세히 이어서 설명하겠지만 베트남은 거의 대부분의 분야에서 우리 나라의 행정 절차와 상이한 부분이 많아 서류를 준비해서 당국에 면허를 신청한다 해도, 그 서류가 그냥 통과될 확률은 거의 없다.

치과의사 면허인정 과정을 주관하는 부처인 보건국도 마찬가지이며, 게다가 이 면허에 관한 작업은 상시로 공무원들이 다루는 영역이 아니기도 한다. 외국인 의사들이 언제 몇 명이 면허 신청을 할지도 모르는 일이고, 그렇다보니 담당 공무원이 임기 동안 한번도 해본 적 없는 업무일 가능성도 있다.

따라서 업무처리를 효율적으로 진행하지도 않고, 내용을 잘 파악하고 있지도 않다보니 신청을 하는 주체의 다각도적인 노력이 필요하게 된다. 그렇지 않으면 통과될 확률은 거의 없다고 보면 된다.

또 한가지 매우 까다로운 과정이 있다.

외국 면허를 베트남어로 인정받는 과정에서는 언어적인 문제를 해결하기 위하여, 치과의사 1인에게 필수적으로 전담 통역원 1인 등록이 필요하다.

그런데 이 통역의 요건이 굉장히 까다로운 편이기 때문에 재원 공급자체가 상당히 부족한데다 한번 정해진 그 통역은 다른 치과의사 면허 인정이라던지 다른 병원 등에 등록될 수 없기에 요건을 갖춘 통역원을 찾는 것이 매우 어렵다.

따라서 간단하게 서류만 내면 처리되어 나오는 한국 같은 행정체계를 생각한다면 큰 오산이며 더러 있는 대행업체들도 통역을 찾는 과정이 쉽지 않기 때문에 어려움을 겪는 것으로 알고 있다.

그렇다면 치과의사 면허 인정, 더 나아가 베트남에 치과의사가 진출하는 과정의 첫 단계인 영어시험을 어떻게 접수하고 준비 해야 할까.

이 책에서는 호치민을 기준으로 설명하도록 하겠다. 하노이의 경우도 크게 다르지는 않지만, 세부적인 내용의 경우 각 시험마다 직접 확인하길 바란다.

3) 면허인정의 첫 단계, 영어시험

의료인 영어능력 검정시험에 접수를 원한다면 호치민 대학에 가서 접수 서류를 작성하고, 필요 서류들을 안내 받아 준비해야 하는데 앞서 설명한 바와 같이 사실상 시험에 응시하는 본인이 직접 이 과정을 진행하기에는 현실적으로 많이 어려움이 있다.

실제로 언제 시험이 예정되어있는지조차 외부에서는 알 수가 없다. 보통 3~4주 전에 자체적으로 정해지곤 하는데 대략 이때쯤 시험일정이 정해질 것이라고 예상되는 시점에 해당 기관에 유선상 문의를 통해 시험일정을 확인하는 것 말고는 뚜렷한 방법이 없다.

정기적으로 정해져 있지도 않고 시험 자체를 대대적으로 홍보할 이유도 없기에 이런 상황이 벌어지는 것인데, 현지에 조력자가 있는 경우가 아니라고 하면 사실 대행업체를 이용하는 것이 가장 손쉬운 방법일 수 있다.

이런 경우 당연히 실제 소요되는 비용에다가 업체 이윤까지 추가되어 부과되기 때문에 직접 하는 것보다 당연히 비용이 더 들어가기는 하나, 현실적으로 직접 하는 것이 불가능에 가깝기 때문에 정확한 정보에 대한 주의사항들만 잘 숙지한다면 대행업체에서 영어시험 접수상 문제가 발생할 가능성이 크지는 않다.

따라서 대행업체를 이용할지 나와 같이 먼저 진출해있거나 다른 분야로라도 정착하고 있는 현지 거주민에게 부탁을 할지는 본인들이 판단할 몫이다.

그러나 생각하기에 따라서는 가끔 대행비용이 본인들의 예상보다 다소 과도하게 책정되는 경우들도 있다 보니 주변 지인들의 부탁이 나에게도 많이 들어오는데, 그럴때는 시간과 노력이 허용하는 한 내가 직접 우리 회사의 인력을 이용하여 서류 준비, 공증 일체와 접수를 해주고는 있다.

접수에 필요한 서류는 다음과 같다. (호치민 기준)

1. 신청서
2. 증명사진 (4*6) 4장
3. 여권 공증 사본 1부 (영사인증 필요)
4. 전문자격증 번역 공증 사본 1부 (영사인증 필요)

신청서 같은 경우는 호치민 대학에서 직접 발부하는데, 이때 만약 대행업체를 이용한다면 발급받아서 작성해주며 증명사진의 경우도 사진을 파일로 보내면 업체에서 인화 작업 후 접수에 이용할 것이다.

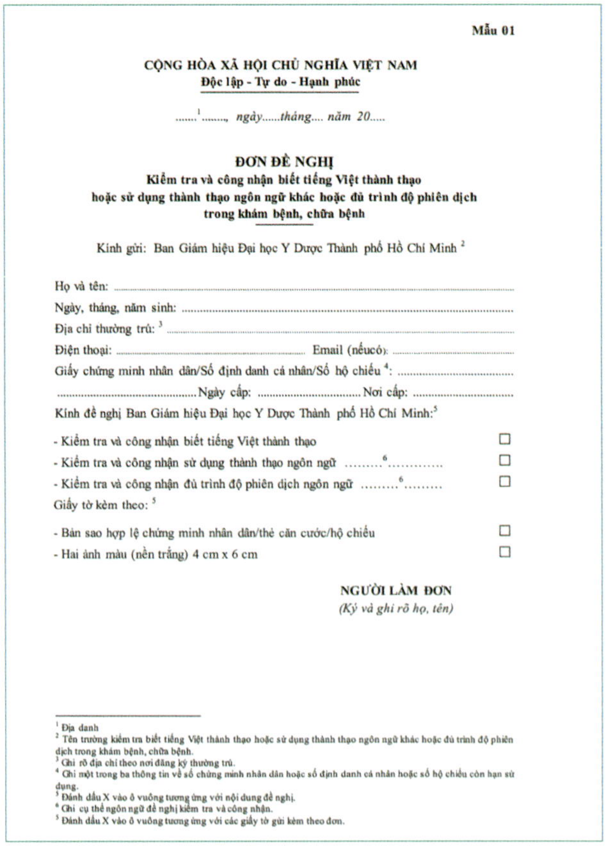

Mẫu 01

CỘNG HÒA XÃ HỘI CHỦ NGHĨA VIỆT NAM
Độc lập - Tự do - Hạnh phúc

.......[1]........, *ngày......tháng.... năm 20.....*

ĐƠN ĐỀ NGHỊ
Kiểm tra và công nhận biết tiếng Việt thành thạo hoặc sử dụng thành thạo ngôn ngữ khác hoặc đủ trình độ phiên dịch trong khám bệnh, chữa bệnh

Kính gửi: Ban Giám hiệu Đại học Y Dược Thành phố Hồ Chí Minh [2]

Họ và tên: ....
Ngày, tháng, năm sinh: ....
Địa chỉ thường trú: [3] ....
Điện thoại: .... Email (nếu có): ....
Giấy chứng minh nhân dân/Số định danh cá nhân/Số hộ chiếu [4]: ....
.... Ngày cấp: .... Nơi cấp: ....
Kính đề nghị Ban Giám hiệu Đại học Y Dược Thành phố Hồ Chí Minh:[5]

- Kiểm tra và công nhận biết tiếng Việt thành thạo ☐
- Kiểm tra và công nhận sử dụng thành thạo ngôn ngữ ....[6]............ ☐
- Kiểm tra và công nhận đủ trình độ phiên dịch ngôn ngữ ....[6]......... ☐

Giấy tờ kèm theo: [5]

- Bản sao hợp lệ chứng minh nhân dân/thẻ căn cước/hộ chiếu ☐
- Hai ảnh màu (nền trắng) 4 cm x 6 cm ☐

NGƯỜI LÀM ĐƠN
(Ký và ghi rõ họ, tên)

[1] Địa danh
[2] Tên trường kiểm tra biết tiếng Việt thành thạo hoặc sử dụng thành thạo ngôn ngữ khác hoặc đủ trình độ phiên dịch trong khám bệnh, chữa bệnh.
[3] Ghi rõ địa chỉ theo nơi đăng ký thường trú.
[4] Ghi một trong ba thông tin về số chứng minh nhân dân hoặc số định danh cá nhân hoặc số hộ chiếu còn hạn sử dụng.
[5] Đánh dấu X vào ô vuông tương ứng với nội dung đề nghị.
[6] Ghi cụ thể ngôn ngữ đề nghị kiểm tra và công nhận.
[5] Đánh dấu X vào ô vuông tương ứng với các giấy tờ gửi kèm theo đơn.

호치민 대학에서 발급받은 영어시험 접수증이다. 베트남어로 되어있기는 하지만 작성 자체가 어렵지는 않다.

여권 공증의 경우 처음에 좀 당혹스러웠던 부분이긴 하다.

보통 한국의 공증 업체를 이용하여 진행하는데, 업체에서 여권공증을 하는 경우 인적 사항이 나와있는 여권 첫 장만 공증하는 경우가 대부분이라고 한다.

그러나 베트남에서 영어능력시험을 보려면 인적 사항이 있는 첫 장만 공증하는 것이 아니라 여권 속지까지 전부 공증을 받아야 하기 때문에 한국 공증 대행 업체에서 난색을 표하기도 하고, 가능하다는 업체들에서도 비용이 꽤 많이 발생한다.

전문자격증은 치과의사면허증으로 가능하다.

졸업증명서를 요구하는 접수 대행 업체들도 있는데 실제로는 면허증으로 가능하다. 면허증은 원본을 사용할 필요는 없고 보건복지부 홈페이지에서 영문 면허확인서를 발급받아 공증하면 된다.

이때 한국에서 발급되는 서류는 영문발급이 가능하다면 영문으로, 국문으로만 발급된다면 모두 영어로 번역해 변호사의 공증을 받아야 한다.

변호사의 번역 공증까지 모두 마친 서류라고 할지라도 국내에서 발급된 서류이기 때문에 그 문서가 정상적으로 쓰이는 서류이고 다른 국가에서도 공신력 있게 사용된다는 인증을 받아야 한다.

이것을 위해 해당 서류들은 주한 베트남대사관에서 영사인증 절차를 거쳐야 한다.

상기 절차까지 마무리 하면 드디어 베트남에서 사용 가능한 문서 효력이 생긴다.

앞서 말했듯 3~4주 전이 되어서야 시험 일시가 정해지기 때문에, 정보를 바로 알게 되었다고 하더라도 그때부터 서류 준비 등의 공증을 거쳐 발송하고 접수 하기에 시간이 꽤 빠듯하다.

위에 설명한 서류 준비를 준비하는 실제 과정은 대개 번영공증 및 영사인증업체를 이용하게 되는데 아마 자녀 유학 등 해외관계 서류를 다뤄본 사람들이라면 꽤 익숙한 업체들일 것이다.

쉽게 검색하여 찾을 수 있는 국내 '아포스티유' 업체들에서 거의 모두 처리가 가능하다.

'아포스티유' 란 협약국 간에 한 국가에서 발행한 문서를 절차를 간소화하여 인증해주는 것인데, 베트남은 안타깝게도 아직 한국과 아포스티유 협약국이 아니라서 업체가 작업을 마치는데 시간이 꽤 소요되긴 하지만, 이것은 소요되는 시간의 문제일 뿐 기본 서류 과정은 아포스티유 대행 업체를 통해서 준비가 가능한 부분이다.

평일 기준 번역공증에 5~6일, 영사인증에도 5~6일 이상 소요되므로 실제로는 주말 포함 3주 정도 걸리고, 해외배송까지 합치면 그 이상 소요된다. 기간을 잘 유념하여 준비해야하고 만약 가능하다면 미리 서류 준비를 시작하는 것도 좋다.

회사를 만들고 여러가지 서류 작업들을 많이 하다 보면 한국에서 서류를 발급받아올 때 조금 편리한 방법들을 찾을 수 있다. 원칙적으로 준비하는 과정은 동일하나 한국에서 실제 기관 방문이 아닌 정부행정 웹사이트라던지 각 기관 인터넷 발급을 통해 서류를 받을 수 있고, 제3자 전송을 통해 해외로 배송되는 시간을 줄이고 현지에서 법적인 절차를 마무리 할 수 있는 방법이 있다.

현지에서 이런 일들을 해본 경험이 있는 사람이라면 시간을 최소한으로 줄이는 여러가지 행정적 방법들을 분명 알고 있을테니 현지의 조력자에게 이러한 방법을 잘 알고 도와줄 수 있는지 문의해보고 확인하는 과정도 유념해야할 것이다.

호치민 의과대학에서 실시하는 시험은 보통 토요일 12시에 시작한다.

대부분 개원가에 있는 치과의사 응시자들은 금요일 밤에 도착하여 하루 숙박을 하고 시험장으로 이동하는 경우가 많다.

시간을 많이 낼 수 있다면 하루 정도 더 여유를 갖고 오시는 분들이 많고, 전날 나를 찾아와 이런 저런 조언도 얻고 말씀 나누시는 분들이 많이 계신다.

그러나 예전에 내가 시험을 보던 당시만 하더라도 이전에 응시를 했던 분들이 안계시다 보니 나로서는 이 시험이 어떤 의미인지, 어떤 유형인지, 어떤 절차로 진행되는지조차 전혀 모르는 상태였다. 심지어 시험이 있다는 사실도 너무 늦게 전해 듣는 바람에 이번에는 못하고 다음번 시험에 응시하겠다고 하자 다음 시험은 대개 3~4개월 후에 실시된다는 것이었다.

부랴부랴 준비를 하는 것으로 결정하였고 서류 준비도 긴박하게 진행되다보니 결국 일정상 접수 전에 서류를 미처 다 마련하지 못하고야 말았다. 갖은 수를 동원하여 관계당국에 부탁을 하여 신원을 보증하고 미비한 서류를 추후 보충하기로 하고 우선 시험에 응시했다.

너무 임박해서 알게된 탓에 진료 일정도 미리 비우지 못해 진료를 마친 후 베트남 호치민으로 이동할 수 있는 적절한 항공편을 구하지 못했고, 결국 금요일 밤에 태국으로 가는 비행기표를 간신히 구해 태국을 경유하였다.

호치민에 시험 당일 오전 도착하여 정신이 몽롱한 상태로 바로 시험장으로 이동했다. 식사도 전날부터 거의 못한 채로 시험장 앞에서 걱정을 안고 대기하다가 시험을 마쳤다.

시험을 마치고 나서는 바로 공항으로 이동해서 그날 저녁 비행기를 타고 서울로 돌아왔으니 지금 다시 생각하면 참 바쁘게 돌아간 순간들이었다. 이제는 나도 그렇고 다들 경험이 생기다 보니 독자들 중 시험에 응시한다면 그때보다 훨씬 더 조력자가 많은 상황이라 나와 같은 고생을 하지는 않을 것이다.

시험장인 호치민 의과대학에 도착하면 이곳이 대학이 맞는가 싶은 느낌이 들 정도로 70~80년대에 봤음직한 건물들로 이루어져 있고 시험장이 어딘지 별다른 시험안내가 없기도 하다.

접수 확인증을 가지고 학교 입구에서 문의 후 강의실로 찾아가야 하는데, 그래도 이제는 내가 시험보던 당시보다 훨씬 좋은 신식 건물 강의실로 시험장이 바뀐 상태라 조금 더 수월하게 찾아갈 수 있다고 한다. 아마 독자들이 시험을 접수했다면 현실적으로 현지에 누구든 조력자가 있을 테니 시험 당일에도 도움을 받을 수 있을 것이다.

시험장이 변경된 주요 원인은 응시자가 폭발적으로 늘어난 탓이 큰데, 응시자가 늘어난 것은 당연 한국 치과 의사들 때문이라고 한다.

우선 시험을 보러 가면 호치민 의과대학 교수들과 감독관 등 4~5명이 시험장에 들어와 간단한 시험 안내를 하고 자리를 배정해준다. 전자식으로 진행되는 시험이 아니므로 특수 필기구는 필요하지 않고 파란색 펜을 포함한 여분의 필기구면 충분하다.

시험에 앞서 본인 대조 과정 등을 상세히 진행하는데 영어 시험 합격증의 이름이 잘못 기재될 경우를 우려하여 영문 표기시 성과 이름의 순서가 잘못되지 않게 하기 위해 상당히 공을 들인다.

이 영어시험의 의미가 응시자의 능력검정을 위해 쓰이는 자격증 성격이므로 신원확인에 애를 쓰는 것이다.

시험의 내용은 어떻게 이루어질까.

내가 시험보던 때를 기준으로 정보를 정리하여 책에 기술해보겠다. 간혹 중간에 출제경향이 바뀌거나 문제의 유형들이 변화하기 때문에 전적으로 같은 유형이라고 볼 수는 없고, 어떤 형태의 시험인지 참고하면 좋을 듯 하다.

시험은 크게 듣기영역, 읽기영역, 쓰기영역, 말하기영역으로 구성되어 있고, 총 100점 만점에 지필고사가 총 80점, 말하기 평가 20점 만점이다.

이 중 말하기 영역은 지필고사로 이루어진 듣기, 읽기, 쓰기 시험을 마치고나면 따로 면접관과 1:1 인터뷰 형식으로 진행된다.

지필고사는 2시간에 걸쳐 진행되고, 말하기 평가는 수험번호 순서대로 진행되기 때문에 본인의 수험번호가 뒷 번호인 경우 대기시간이 많이 발생할 수도 있다.

따라서 총 시험시간은 사람마다 상이한데 대략 3~4시간을 예상하면 되고 일찍 마치면 마친 순서대로 퇴실이 가능하다.

시험을 보고 합격 결과가 나오기까지 대략 한 달 정도의 시간이 소요되는데, 시험 결과가 온라인 등에 따로 게시되지 않으므로 개별 연락을 하여 확인 해야 한다.

시험의 내용은 의료 영역을 기반으로 한 일반 상식 수준의 지문들로 구성되어있다. 의학적 지식을 판단하는 시험이 아니라 의료 용어로 이루어진 영어 문장이나 지문을 읽고 이해할 수 있는지를 평가한다고 생각하면 된다.

시험에 대한 준비는 사실 특별한 방법이 없긴 하다. 이 시험만을 위하여 준비과정이 따로 마련되어 있지도 않고, 그렇다고 굉장히 열심히 오랜 시간을 투자하여 영어시험을 준비한다면 시험의 난이도나 중요도에 비해 비효율적이었다는 생각이 들 수도 있다.

교재를 사용해 어떻게든 대비를 하고자 한다면, 호치민 대학을 통해 구입 가능한 대비 교재를 구해 준비할 수도 있으나 교재의 양이 시험의 출제 경향에 비하여 매우 방대하고 이 시험 자체가 교재나 자료 등에서 문제 은행식으로 출제되는 시험도 아니기에 오랜만에 영어시험을 보는 것에 대한 대비 정도로 가볍게 참고하는 것이 좋다.

나도 부탁을 받아서 지인에게 교재를 제공해준 적도 있었는데 나중에 시험에 응시하고 나서 보니 그 많은 교재를 모두 숙지할 필요까지는 없었다고 한다.

나는 시험을 볼 당시에 어떤 유형의 시험인지도 모른채 잔뜩 긴장을 하고 봤지만 공부했어도 소용이 없었을 것이라는 생각을 했었으니 말이다.

시험의 내용은 앞에 말했듯 의학적인 내용에 기반하여 출제된다. 그러나 의학적 지식의 유무를 묻는 국가고시와 달리 지식을 이용해 정답을 맞추는 시험이 아니다.

다시 말해, 의학적 지식이 전혀 없는 일반인도 지문의 내용을 잘 파악하여 시험을 본다면 충분히 합격 가능하다는 것이다.

한가지 예를 들어보면, 내가 시험을 볼 때 출제 되었던 문제 중 한가지는 '빛이 눈을 통해 들어오면 망막에 도달하여 상이 맺히고, 시신경을 통해 그것이 뇌로 전달되어 물체를 볼 수 있다.' 는 내용의 지문이었다.

문제는 '다음 보기 중 빛이 뇌로 전달되는 과정을 맞게 설명한 것을 고르시오.' 였다.
언뜻 보면 어려운 지문일 것 같지만 의학적인 단어만 헷갈리지 않으면 쉽게 파악할 수 있는 지문의 내용이고, 만약 의학 관련된 단어가 생소하더라도 문제의 내용이 지문에 있는 내용을 그대로 읽고 푸는 것 정도이기 때문에 조금만 집중하면 충분히 문제를 풀 수 있다.
이에 치과 의사가 아닌 일반 의사들 같은 경우는 심지어 지문의 내용을 굳이 다 숙지하지 않아도 풀 수 있는 문제들도 많다.

예를 들어 지문에 교감, 부교감 신경이 활성화 되었을 때 나타나는 신체적 반응에 대한 설명이 나오고, '교감신경이 활성화 되었을 때의 몸 상태로 맞는 것을 골라라.' 라는 식의 문제가 나오므로 문제만 봐도 풀이가 가능할 것이다.

그렇기에 앞에서 말했듯 국가고시처럼 의학적 지식 유무나 그 지식의 옳고 그름을 판단하는 것이 아니라 의학과 관련된 내용을 영어로 설명하는 상황에 있어서 그 내용을 읽고 듣고 말하는 것이 가능한지에 대한 시험이라 보면 되겠다.

언젠가 한번 치과 의사들이 많이 가입해 있는 온라인 커뮤니티에 베트남 면허 시험 대비 스터디에 관심 있는 치과의사들을 찾는다는 글이 올라온 것을 보았다.

이 영어 시험이라는 것이 사실 시험을 본 입장에서 그 내용을 뜯어보면 치과의사들이 스터디까지 하면서 준비할 정도가 절대 아님에도 불구하고 그런 글들까지 올라오는 것을 보면 시험이나 시험 내용에 대해서 한국에 있는 치과의사들이 제대로 된 정보를 얻기가 얼마나 어려운가를 나타내주는 반증이라 하겠다.

시험은 지필고사를 먼저 진행하고, 듣기영역부터 시행된다.

내가 시험 볼 당시만 해도 워낙 열악한 시험장 환경이었던지라 노트북에 녹음파일을 틀고 강의실 교단 마이크로 그 소리를 키워 들려주는 식이었다. 다행히 2번씩 들려주기는 했지만 도통 알아듣기 힘든 녹음파일이었다. 이제는 그래도 스피커로 직접 틀어준다고 하니 상황이 많이 나아졌다.

듣기 영역은 두 종류로 이루어진다.

첫 번째 유형은, 두 사람의 대화를 듣고 빈칸을 채우는 형식으로 10문제 출제된다.

그대로 받아쓰면서 빈칸을 채우는 형식이므로 두 번 들려주는 동안 대부분을 채울 수는 있는데 녹음파일의 강세와 발음이 조금 낯설고, 음향시설이 어떤지에 따라 변수가 발생할 수는 있겠다.

두 번째 유형은, 들려주는 내용을 듣고 문제를 푸는 것으로 우리가 흔히 알고 있는 영어 듣기평가와 비슷하다.

대신 독해 지문과 다를 것 없는 긴 지문을 들려주므로 내용을 전부다 이해하고 풀기는 만만치 않다. 또한 문제도 영어인지라 한눈에 내용 파악이 되지 않으니 문제부터 빨리 읽고 대비하는 것이 좋다.

그렇지만 만약 지문을 듣는 것을 놓친다 하더라도 문제 자체가 높은 난이도는 아니므로 문제만 보고도 푸는 것도 가능하다.

예를 들어 면역에 관련된 지문을 읽어주고, '내용에서 면역의 종류로 언급한 것을 골라라.'는 문제가 출제되었고, 보기로는 '1. 선천면역 2. 후천면역 3. 반응면역 4. 모두 다' 이렇게 출제되었다. 경우에 따라 치과 의사들에게는 다소 낯선 내용이기는 하겠지만 일반 의사선생님들에게는 더욱 쉬운 내용이라고 할 수 있겠다.

이렇게 총 20여 문항의 듣기 문제를 풀고 나면 쓰기 영역인 어휘 문제로 넘어간다.

어휘 영역은 난이도가 전체적으로 평이한 수준이었고 의학적 내용을 기반으로 문제가 출제된다. 보통 한 파트당 10~20개 사이의 문제가 출제되고, 출제된 문장에 빈 칸이 있어 그 빈칸에 들어갈 적절한 단어를 보기에서 고르는 식의 유형이다.

다만 내용이나 문제를 구성하는 단어가 치의학 분야의 단어들이 아닌 의학적 내용을 기반으로 하는 것이기에 기초적인 의학 단어를 알고 있거나 유추할 수 있어야 하겠다.

앞에 언급했듯 실제 문제 자체의 난이도는 평이하니 크게 문제가 되지는 않는 부분이다.

그 다음은 독해 문항들이다.

독해에는 주관식과 객관식이 고루 섞여 있고 역시 의학에 관련된 내용으로 구성된 지문들이 출제된다. 또 지문을 구성하는 의학 용어들은 보편적인 의학적 지식만 갖추면 파악할 수 있는 단어들이므로 독해를 하는데 있어 큰 어려움은 없다.

읽기인 독해 영역의 지문은 총 두 개가 출제 되는데 내가 응시한 시험에는 시각과 청각이 작용하는 기전에 관해 설명한 지문 하나, 두 번째는 골다공증에 관련된 지문이 출제되었다.

독해 영역의 문제 유형들은 지문에 나와있는 내용을 잘 읽고 숙지하면 한국 사람에게 굉장히 친숙한 유형의 문제들이기 때문에 한국 치과의사들 정도라면 큰 어려움 없이 풀 수 있다.

간혹 영어를 공부한지 너무 오래 지났다며 영어 시험에 대해 긴장과 걱정이 많은 치과의사들을 만나곤 하는데, 문제를 풀이하는 방식 자체가 응용하는것 없이 지문을 읽고 내용을 파악한 후 있는 그대로의 내용을 기반으로 문제에 출제되므로 큰 걱정은 하지 않아도 된다.

경우에 따라 너무 먼 과거의 이야기일지도 모르겠으나 수능 외국어영역 정도라고 생각하면 맞을 것 같다.

다소 평이한 영역들을 풀고 나면 난이도가 약간 높은 쓰기 영역으로 넘어간다. 쓰기 영역은 문법적인 부분을 잘 알고 있어야 풀이가 수월한데, 한 파트당 10문제 정도씩 출제가 된다.

첫번째 파트는 예시로 나온 문장을 보고 같은 뜻을 가지는 문장으로 바꿔서 쓰는 문제이다.

실제 출제된 문제를 예로 들어보면,

– 'What can you advise for me?' 를 'should' 를 반드시 포함하여 2~5개 단어만으로 같은 문장으로 바꿔 써라.

– (정답) What ______________________________ ?

같은 문제가 출제된다. (문제는 영어로 출제된다)

문제를 접하고 나면 같은 의미를 갖는 문장을 자유롭게 작문하는 것까지는 쉽게 가능하겠는데, 주어진 단어를 반드시 사용해야 하는 것이 우선 까다로웠고, 주어진 단어도 명사나 동사가 아니라 주로 'to, so, that' 등과 같은 종류들이라 응용 하기가 다소 어려웠다.

또 심지어 전체를 다시 쓸 수 있는 것도 아니고, 정답을 쓰는 부분에 빈칸이 있어 바꿔야 하는 해당 부분이 정해져 있다. 이렇다보니 주어진 단어를 반드시 사용하여 한정된 단어 수로 작문을 하는 것이 더욱 까다롭게 느껴지는 유형이었다.

어휘 영역의 첫번째 파트를 풀이하고 나면 내가 제일 난감하게 느꼈던 단어배열 문제가 나온다. 10문제 정도의 난이도가 모두 어려운 것은 아니고 몇 개의 문장이 도저히 파악하기 힘들었던 기억이 난다.

단어를 무작위로 섞어놓고 문장을 만들게 하는 문제였는데, 만들고자 하는 문장의 의미가 나와있지 않은 상태에서 영단어들만 보고 어떤 문장일지를 예상하며 만들어야 하므로 쉽지 않았다.

그러나 이 유형 역시 어느 정도 문법을 알고 영어의 어순을 제대로 알면 시간이 약간 소요될지는 몰라도 충분히 풀이가 가능하므로 크게 문제가 되지는 않는다.

한가지 반가운 소식은 어휘 영역에서 까다로운 문법을 사용해야하는 문제들이 이제 출제되지 않는 경향이라고 한다.

우리 회사에서 서류 작업을 진행해서 시험을 보신 분들에게 확인한 바에 따르면 시험을 볼때마다 약간씩 유형들이 달랐었고, 최근 몇 회 동안은 실제로 단어배열 문제가 출제되지 않았었다.

여기까지 풀이를 마치면 별지에 200단어 이내로 작문하는 문제가 남는다.

앞서 언급한대로 지필고사의 점수 80점 중 작문 문제의 점수가 10점이다. 객관식 문항은 한 문제에 1점씩 총 70개의 문제가 출제되는 것이다.

작문 문제는 한가지 주제가 출제되고 그 주제에 관하여 자유롭게 기술하는 것으로 짧은 문장을 이용해 정확한 의미전달이 가능한 문장으로 서술하는 것이 좋다. 복잡한 문장구조를 만들어 서술하다가 의미 전달이 모호해지면 괜한 감점요인이 된다.

여기까지 진행되면 우선 정해진 2시간 안에 치르는 시험은 종료되는 셈이다.

이후 남은 것은 말하기 시험인데, 이 시험은 호치민 대학교 관계자와 1:1 인터뷰 형식으로 시행된다.

감독관들은 말하기 영역의 주제들을 미리 준비하여 응시순서대로 제비 뽑기를 하도록 하고, 거기에서 나온 주제를 가지고 약 5~10 분 정도 개별 인터뷰를 진행하는 식이다.

내가 시험 보던 당시에는 주제가 적힌 종이를 바로 그 자리에서 뽑고 나서 지필고사 응시 순서대로 강의실 한쪽 편에서 인터뷰를 진행했는데, 그러다보니 다른 사람이 하는 모습을 볼 수 있고, 말하는 내용도 다 들을 수 있었다.

나중 순서인 응시자들은 앞 순서 응시자들이 인터뷰를 진행하는 동안 본인이 말할 내용을 미리 준비할 수 있었다.

다행히 인터뷰 분위기는 생각보다 친근했고, 필자가 시험 보던 당시에는 워낙 외국인이 드물었고 한국 치과의사는 더더욱 없었기에 오히려 감독관이 나에게 여기에 왜 시험을 보러 왔는지, 한국에서는 어떤 활동들을 했는지에 대해서 많은 질문들을 했었다.

말하기 영역의 주제는 의료영역에 관련된 주제이기는 했지만, 내가 시험보던 당시 다른 분들에게 출제되었던 문제들을 보더라도 보통 '자신의 일생에서 병원에서 겪은 일 중 가장 기억에 남는 것', '비만을 예방하는 방법' 등으로 일반 상식 수준인 주제들이 대부분이었다.

최근 시험에는 약간 더 심도 있는 주제들과 공중보건, 국민건강 등 사회적 부분이 연관된 주제들도 출제 되었었다고 한다.

정해진 주제에 대해 일정 시간 동안 면접관에서 얘기를 하면 그 내용에 대해 면접관이 2~3가지 질문을 던지고 대답을 하는 형식으로 진행되며 그 자리에서 채점을 한다.

내가 영어를 그리 잘하지 못함에도 20점 만점에 18점을 받았으니 자신 있고 정확하게만 얘기한다면 크게 무리 없이 높은 점수를 획득할 수 있을 것이다.

이상으로 시험을 모두 마치면 마치는 순서대로 퇴실이 가능하다.

당시에 나를 포함한 외국인 응시생들이 앞번호, 베트남 응시생들이 뒷번호였는데, 나는 무슨 이유에서인지 전체 외국인 응시생 중에도 두번째 순서였다.

그러다보니 주제 종이를 뽑자마자 별다른 준비할 틈도 없이 순서가 되어 인터뷰를 마쳤고, 마치자마자 바로 시험장을 빠져 나와 간단히 허기를 달래고 공항으로 바로 이동하였다.

시험은 결과가 발표될 때까지 약 한 달여가 소요되는데 이것도 정확한 날짜를 알려주지 않기 때문에 3주 정도가 지나면 직접 문의를 해서 합격여부를 확인해볼 수 있다.

나의 경우는 2016년 3월 29일 밤에서야 시험 소식을 안내 받고, 4월 23일 토요일에 시험을 치뤘으니 총 기간 3주만에 모든 과정이 진행되었다.

생각하기에 긴 시간적 여유라고 생각할 수 있겠지만, 지금처럼 여러 정보가 있거나 나처럼 경험을 미리 해서 궁금한 것을 물어볼 사람이 있었던 상황이 아니기 때문에 현지에 문의하고 답을 듣고 하는 것조차도 며칠씩 소요되곤 했다.

서류를 준비하고 제출하면 잘못되었다며 반려하고, 반려사유 또한 딱히 납득하기 힘든 사유들이라 처음부터 다시 문의하고 접수하고 하는 식의 고생을 많이 했었다.

결국 최종까지도 어떤 내용이 출제되는지도 모른채 의사들이 보는 영어시험이라는 것만 알고 다른 정보가 전혀 없었다. 불안한 마음에 치과 진료실에서 쓰는 영어표현들이며, 발치 후 주의사항 같은 대표적인 것들을 다시금 영어로 외우기도 하면서 베트남도 아닌 태국으로 가는 밤 비행기에 올랐다.

앞에 설명했듯 진료 일정을 피해 적당한 비행편을 구하지도 못 하다보니 태국을 경유하는 금요일 밤비행기를 타고 간 것이었는데, 태국 방콕 공항의 트랜짓 호텔에서 약 4시간정도를 누웠다가 호치민행 비행기에 올랐다.

방콕 공항 호텔에서 누워있는 4시간 동안도 손에서 책을 놓지 못했는데, 지금 생각하면 그렇게 초조해하며 공부한 부분에서 전혀 출제되지도 않았을뿐더러 치과의사가 알고 준비할 수 있는 내용 자체가 나오지도 않는 유형의 시험이었다.

사실 당시의 내 상황에서는 이 과정들 중에서 하나라도 예상과 어긋나게 진행이 된다면 전체 일정 중 차질이 생기는 것이었고, 앞으로 어떻게 진행이 될지에 대해 참고할 만한 선례가 전혀 없다 보니 매 순간 순간마다 불안과 초조함의 연속이었다.

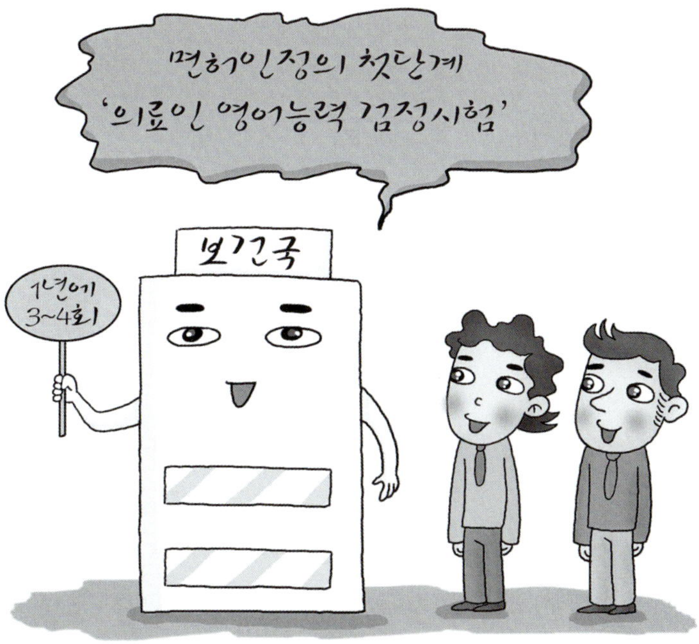
면허인정의 첫단계
'의료인 영어능력 검정시험'
보건국
1년에
3~4회

4) 영어시험에 합격하다, 이제는 다시 현실로

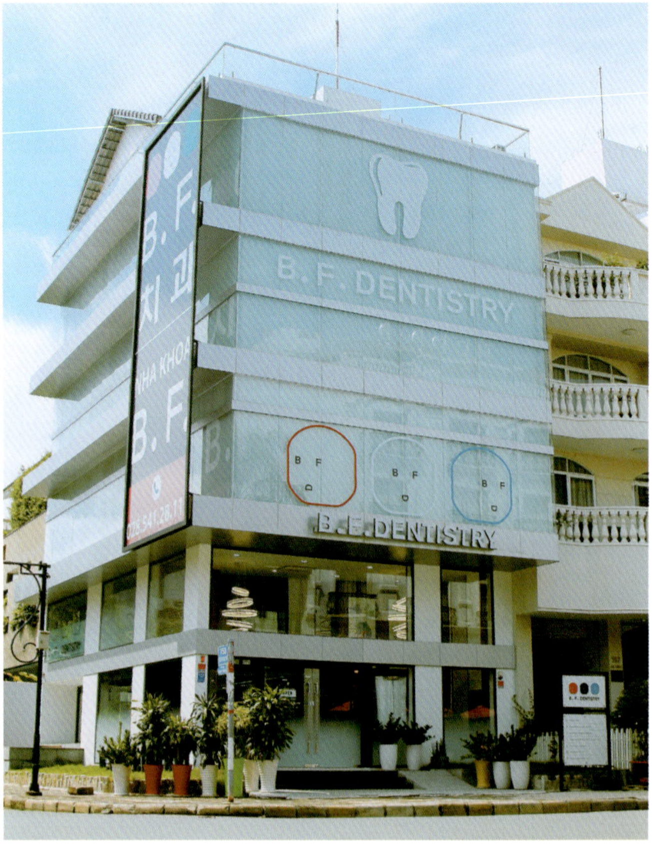

베트남 호치민시 7군 푸미흥지역에 위치한 내가 개원한 BF치과 본점. 현재는 지점이 많이 늘어났지만 맨땅에서부터 건물을 건축하고 개원 및 운영까지. 나와 우리 구성원들의 피와 땀이 서린 곳이다.

지금 생각해보면 고작 영어시험 하나 보는 것에도 수많은 사건들이 있었다.

그 이후로도 일을 진행하면서 중간 중간 그냥 포기할까 생각도 수십번 넘게 들었지만, 그럴 때마다 하나씩 하나씩 일이 성사되는 것을 보며 내가 시작한 일은 내 힘으로 이뤄보고 싶다는 강한 열망이 생기곤 했었다.

베트남에 진출을 생각하고 몇 년이 지난 지금도 여전히 매일 현실과의 싸움이고, 초심을 잃었던 순간들도 많았다. 괜한 베트남의 독특한 문화 탓을 하고, 공무원의 후진적인 업무처리를 탓하고, 요행이 있지는 않을까를 바라보기도 하고, 애꿎은 직원들을 탓하기도 했다.

어찌됐든 영어시험을 합격하고 나면 독자들은 아마 여러 가지 생각을 하게 될 텐데, 얼마 전만 해도 이 영어시험을 면허시험이라고 오인한 치과의사들끼리 '이제 면허는 해결 됐으니 은퇴하고 나면 베트남 가서 편안하게 진료도 간간이 하면서 그렇게 살고 싶다' 는 이야기들을 하곤 했다.

아마 이제 대부분의 독자들은 잘 알겠지만, 조금 엄격하게 표현해보자면 애초부터 불가능한 꿈이다. 면허가 해결된 것도 아닐뿐더러 은퇴하고 진료를 하면서 유유자적 살려면 그냥 의료봉사를 하는 편이 훨씬 보람될 것이다.

그런 생각을 하는 치과의사들은 베트남에 가면, 또는 개발도상국에 가면 대한민국 치과의사를 굉장히 따르고 신뢰할 것이라는 일종의 환상 같은 것을 가지고 있는 경우가 태반이었다.

혹자는 의료봉사를 가봤더니 현지인들이 본인을 너무 좋아해주고 잘 따르더라는 말을 하곤 했다. 그러나 의료봉사와 치과의사의 해외진출은 그 시작점부터 다르다.

나도 지난 10여년간 의료봉사라면 베트남, 네팔, 몽골 등지부터 시작하여 국내외 안 가본 곳이 드물 정도지만 본인의 돈을 내고 치료받는 사람들의 요구사항은 국적을 불문하고, 만약 그렇지 않은 사람이라면 치과의사들 또한 마찬가지로 의료봉사한다는 생각으로 진료를 해줘야 할 것이다.

우리가 생각할 때 굉장히 저렴한 진료비에 좋은 진료를 해준다고 하더라도 개발도상국의 대중들의 대다수는 그렇게 느끼지 않기 때문이다.

그렇다면 현실적으로 택할 수 있는 방법은 무엇이 있을까?

글을 읽는 독자들이 간접 경험을 느낄 수 있도록 베트남에 진출하는 유형을 나누어 설명하고 그 과정들에 대해서 소개토록 하겠다.

첫 번째로 가장 많은 치과의사들이 관심을 가지는 이른바 멀티진료 유형이 있다.

물론 이 경우도 세부적으로는 여러 가지 형태들이 있을 텐데 현지에서 행해지는 예를 들어가며 설명해보겠다.

우선 한국에 있는 치과의사가 현지에 치과를 직접 설립하고, 베트남 현지 의사와 한국인 실장을 고용하여 평소 운영을 맡기고, 내원하는 환자들을 주말 또는 한 달에 일주일 정도로 몰아서 약속을 잡은 다음 시간을 맞춰 현지에 들어와 진료를 하고 가는 형태가 있겠다.

베트남에 치과를 직접 설립한다는 것은 베트남 당국에 투자허가를 받고, 외국인 직접 투자로 자금을 한국에서 해외직접투자를 통해 송금해야 하며, 기업등록허가를 받고 나서 보건부 실사를 통해 영업허가까지 받아야 한다.

그러나 이 일련의 과정 자체가 전력으로 매달려도 시간과 비용과 노력이 상당히 소모되는 작업이라서 이른바 멀티진료 정도를 위해서 이러한 설립과정을 모두 거치는 것은 아마도 중도에 지쳐 포기하게 될 가능성이 높다 하겠다.

요즘도 심심치 않게 본인들 동료 몇몇이 모여 이런 계획이 있는데 현지에서 가능하겠느냐라는 자문을 구해오는 사람들이 있는데, 현실적으로 치과를 설립하는 것부터가 불가능한 형태라고 하겠다.

간혹 베트남에 있는 지점에서 돈은 못 벌어도 되니 치과 하나 차려놓고 종종 놀러갈 겸 베트남 다니려고 하는 거라는 분들도 계신데, 노력을 기울일 의지가 없는 것을 우회적으로 자위하는 것에 그치지 않는 것이 보여 그럴 생각인거면 그냥 여행을 자주 오시는 편이 낫겠다고 직언하곤 한다.

그렇다면 이 형태는 아예 불가능한 것인가?

만약 어떻게든 이 형태로라도 베트남 시장에 진출코자 한다면 현지 파트너를 구하는 방법이 현실적으로 유일하다. 실제로 한국 치과 한 곳이 이러한 형태로 몇 년간 운영 중이다.

내 생각에 긍정적인 형태는 아니라고 했지만, 실제로 한국에 있는 치과의사들이 떠올릴 때 가장 가능하다고 여기는 유형이 아닐까 싶다.

현재 호치민에 있는 한국치과 라고 하는 곳은 약 10여개가 있다. 좁은 한인 사회에서 손바닥 보듯 뻔히 알고 있긴 하지만 정확한 숫자를 말하기 힘든 이유는 간판만 한국 간판이고 실제로는 베트남 의사만 있는 곳을 한국치과로 넣어서 숫자를 파악해야하는지에 대해 아직도 헷갈리기 때문이다.

그럼 대체 그런 치과들은 무엇일까.

이러한 곳은 베트남 현지에 있는 한국인 일반인이 한국 치과의사와 아무 연결 고리가 없음에도 불구하고 베트남 치과의사를 고용하여 개설한 경우에 해당한다.
이 10여개의 한국 치과들 중에, 현재 진짜 한국 치과의사가 실제 상주하며 진료를 하고 있는 곳이 몇 곳 되고, 또 몇 곳은 한 달에 한차례 정도씩 들어와서 진료하고 가는 경우가 있다.

또는 한국 국적의 타국가 면허자가 한국인임을 내세워 한국원장이 상주한다는 말로 한국인 치과의사와 구별이 모호한 단어를 표방하여 진료를 하는 경우이다.
물론 기공사나 치과 관계자가 치과의사 자체를 사칭하는 경우도 있으나 언급할 가치가 없으니 설명에서 제외하도록 하겠다.

그럼 한국에 있는 치과의사가 정기적으로 방문해서 치료 행위를 하고 있는 현지에 있는 한 치과의 예를 들어보도록 하겠다.

호치민에 개설한지 수년 정도 된 이 치과의원은 나름 초반에 교민들 사이에서 입소문이 괜찮게 나서 나도 시장조사차 방문하기도 했었다.

이제 와서 다시 생각해보면 이 치과가 생기기 전에는 그럼 현지에서 행해지던 진료의 수준이나 연속성에서 교민분들이 얼마나 많은 불편함을 느끼고 있었겠나라는 생각이 들지만, 이 곳은 나름 현지 시장에 잘 적응한 경우에 속한다.

이 곳은 베트남에서 나름 오래 사업을 하시던 사업가가 한국에 있는 치과의사와 합작을 하게 된 경우라고 알고 있다. 그러나 한국에서도 치과를 운영하고 있는 원장이 상주 할 수는 없으니 주말마다 와서 진료를 하는 것으로 시작하였다.

평일에는 환자들을 베트남 의사가 진료하고 중요한 진료나 치료는 주말로, 그리고 한국인 상담실장을 상주 배치하여 운영을 하였다.
아마 지금까지 들었을 때 어쩌면 독자들이 꿈꾸는 방식일 수 있겠다.

협력관계가 잘 이루어질 수 있고, 한국의 치과의사가 원하는 것이 적정 수준에서 가능하다면 꽤 괜찮은 유형일 수 있다.

그러나 문제는 진료의 연속성에서 생긴다.

진료를 하고 있는 독자들은 잘 알겠지만 치과 진료라고 하는 것이 한달에 한두번 진료를 하는 것으로는 모든 관리가 어렵고, 중간 중간 평일에 응급으로 오는 환자들의 관리가 베트남 치과의사와 한국 실장만으로는 해결되지 않을 가능성이 너무 크다.

한국 치과의사가 오는 주말 일정이 갑자기 변경되는 상황도 예기치 않게 생기기라도 한다면, 그 피해는 사실 고스란히 환자가 받는 것이 된다.

또한 주말 약속일에 한국 환자들의 예약 부도가 잦은 경우가 발생하고, 이렇게 되면 결국 수익성이 악화될 가능성도 많다.

여기에 만약 치과의사가 혹여라도 본인의 병원이 아니기 때문에 진료 자체에 문제가 생겨도 상담실장에게 미루거나, 본인 방문일에 내원한 환자조차도 간단히만 보고 베트남의사에게 미루는 경우들이 허다하게 발생하기라도 한다면 치료 예후상 문제들이 계속 발생할 수 있는 문제점이 있는 유형인 것이다.

이렇게 계속 운영을 하게 된다면 진료에서 생기는 여러 문제점들과 그로 인한 환자들의 불만 섞인 항의를 현지에 상주하고 있는 관리직원들이 모두 받아내야 할 텐데, 이런 일이 자주 반복되면 상담실장들이 자주 교체되고 인력관리에 어려움을 겪을 수도 있다.

또한 협력관계에 금이 가기 시작하면 실제 소유한 현지의 일반인은 본인의 사업이긴 하나 진료에 대해 전혀 모르기 때문에 병원을 그저 돈벌이의 장으로 사유화 하는 문제들도 발생할 가능성이 있다.

정말 믿을만한 협력관계라고 하더라도 일이 진행되면서 생기는 문제점에 대한 대비를 잘 할 수 없다면 언제든 문제가 발생할 여지가 있다 하겠다.

물론 연속된 치료에 대한 불안감으로 인해 큰 치료 없이 단기에 진행되는 치료들만 하면서 소소하게 운영하는 것이 치과의사 본인의 목표이고 동업자인 일반인과도 그것에 대한 합의가 잘 된다면 모르겠지만, 만약 정말 운영을 계속 해야한다면 결국 의사를 더 충원하는 것만이 방법일 것이다.

한국에서 교정과 수술 등 분야별로 돌아가며 맡을 의사들을 더 구하고 번갈아 방문을 하면서 진료의 연속성을 해결하는 것도 방법일수는 있는데, 교민사회와 외국에서의 진료 환경이 워낙 녹록치 않다 보니 진료상 어려움과 생각했던 방향과 다른 진료적 환경 탓에 의사들이 입퇴사를 반복하는 문제가 또 발생할 수 밖에 없다.

이렇게 되면 결국 주치의가 계속 바뀌고 진료의 연속성에 문제가 생기는 악순환이 반복될 수 있고, 환자들도 그런 상황을 잘 알기 때문에 발걸음을 돌리거나 간단한 응급처치 정도만 하는 목적으로 이용하게 될 수 있다.

나도 준비기간 동안 초반에는 호치민을 한 달에 1~2차례 계속 방문하여 일을 처리했는데, 비행기를 5시간 넘게 타고 다닌다는 것이 결코 쉬운 일이 아니다.

한국에서의 생계는 이어가야 하기에 한국 진료 공백을 최소화하기 위해서는 토요일 진료 후 부랴부랴 공항에 가서 저녁 비행기로 도착, 급한 일들을 처리하고 일요일 밤 비행기로 다시 돌아와 월요일 새벽에 한국에 도착하여 바로 진료하러 출근하는 생활을 반복했다.

당시 굉장히 젊고 체력이 좋았음에도 불구하고 정말 고된 일정이긴 했으나 당시 일들의 대부분은 여러 인허가 관련된 준비 기간이었으니 짧은 방문으로 일을 처리하는 것이 한시적으로는 가능한 일이었다.

만약 의사들을 구인하여 방문하여 진료를 하고 가는 일정으로 온다면 와서 며칠 진료 후에 돌아가서 쉴 수 있게 일정은 마련한다 하더라도 매달 왕복 10시간이 넘게 비행기를 타는 것은 체력적으로 꽤 부담이 큰 일이다.

만약 다행히 생각보다 병원이 잘된다고 하면 그 방문한 며칠 동안 꽤 많은 환자 진료를 해야 할텐데 진료가 많으면 많은 대로 그것도 사실 꽤 힘든 일이 될 것이다.

아직도 그저 베트남에서 알아서 돌아가는 치과를 하나 차려놓고 관리차 방문 왔을 때 조금씩 진료도 좀 하고, 환자들은 멀리까지 와서 진료도 봐주니 고맙다고 좋은 관계형성이 되며 여행 겸 쉴 겸 베트남에 오는 것을 원하고 있다면 그냥 애초에 여행으로만 오라고 다시 한번 강조하고 싶다.

대부분 초반에 안정적으로 정착하기 위해 공략하길 고려하는 교민사회도 사업을 새로 시작하기에 그리 녹록치 않으며, 그렇다고 현지를 공략해야 한다는 생각이 앞서 글 모르고 말 안 통하는 현지 사회로 섣불리 도전한다면 수익성 부분에서도 쉽지 않다. 경쟁으로 치자면 현지 시장의 경쟁이 오히려 더욱 더 살벌하기도 하고 말이다.

또한 한국 병원을 유지한다고 했을때 며칠 다녀가는 동안 필연적으로 생기게 될 한국 진료 공백의 기회비용도 생각을 해야 한다.

일전에 어떤 안과 의사 3명이 본인들도 베트남에 진출하고 싶다며 찾아온 적이 있었다.

본인들 생각에는 본인들은 인력이 있으니 번갈아 한번씩 돌아가면서 방문하여 진료하고 현지에서 병원을 돌아가게 만들면 가능하지 않겠느냐고 물었다.

내가 그 자리에서 되물은 것은 딱 하나였다.

지금 현재 한국에서 저절로 돌아가는 병원을 만들어 놓으셨냐고.

강조할 것은 이것이다.

도와줄 사람도 많고 말 통하고 해결 가능한 한국에서도 못한 것을 베트남에서 어떻게 가능할 것이라고 생각하는가?

부정적인 내용을 주로 이야기하는 것 같다고 생각하는 독자들이 있을 것 같다. 경쟁자를 양산하지 않기 위해 일부러 이렇게 말하는 것이 아니냐는 오해를 할 수도 있다.

그러나 내가 꼭 하고 싶은 말은, 인생의 2막을 열고 싶다면 그만한 각오도 있어야 한다는 것이다.

그렇다면 정말 하나씩 하나씩 경험하고 알아가며 노력해야하고, 그 과정에서 고생을 한다 하더라도 본인이 할 각오가 있는 독자라면 나도 같은 치과의사로서 뭐든 도와줄 마음이 있다.

내가 몇 년간 정말 고생을 하면서 얻은 실제적인 상황에 대한 경험을 애써 공유하고자 하는 이유도 이것이다.

주변에서 본인도 베트남에서 법인 설립 등을 좀 진행해 본 경험이 있다는 사례들을 살펴보면, 엉터리 대행 업자들에게 1~2천만원씩 내가면서 일을 맡겼었고, 어느 정도 일이 진행되었었든 아니든 그 돈이 결과 대비 과도한 수준이라는 것을 본인들 속으로도 알고 있는 사람들이 많았다.

그러나 자존심에 겉으로는 그 돈을 수업료니 뭐니, 얼마든지 지출할 수 있는 정도라고 하며, 현지 사정이니 대행 브로커니 베트남이 어떻게 돌아가는지 본인도 다 알고 있는데 그냥 진행해본 거라며 애써 자위하는 모습들을 보기 안타까울 뿐이다.

대한민국 치과의사들이 겪고 있는 개원가의 어려운 환경이나 해외진출에 대한 열망을 이용하는 일부 대행업자들의 행태에도 화가 나기도 한다.

물론 이 책의 전반에 걸쳐 해외진출의 어려운 고비를 넘으면 경험할 긍정적인 부분들도 차차 기술해볼 예정이니 너무 막연하게 어렵게만 여기지 않길 바란다.

정리해보면 현지의 동업자와 협력관계를 통한 방문진료 등의 기회를 고려한다면 다음의 사항들을 꼭 확인하는 것이 좋다.

첫째, 믿을만한 현지 협력자를 구할 수 있는가.
둘째, 본인의 진료 공백기를 받쳐줄 현지, 한국 진료인력을 구할 수 있는가.
셋째, 본인이 규칙적으로 왕복 10시간 넘는 비행기를 꾸준히 타고 와서 일할 만큼의 체력이 되는가.
넷째, 한국 진료 공백과 체력 등 그만큼의 기회비용을 들일만큼 베트남에서 무엇을 얻을 것인가 다음은 진출유형 중 두번째로 베트남에서 봉직의로 일하며 상주하는 경우에 대해 살펴보겠다.

한국의 개원의들 중 대부분은 아마 한번쯤 월급 얼마씩만 고정적으로 받을 수만 있다면 병원 다 접고 봉직의만 하고 싶다 하는 생각을 해봤을 것이다.
그러나 독자들이 잘 알다시피 실제 그렇게 하는 사람이 거의 없는 이유가 있다.

해가 거듭되더라도 급여의 상승 한계는 정해져 있을 수밖에 없고, 시간이 지나면서 본인의 경쟁력은 실제로 점점 하락하는 경우가 많으니 나중에는 고용안정성에 위기가 온다는 것을 알고 있기 때문일 것이다.
또한 치과 진료란 진료의 자율성과 독립성이 필요한데, 누구와 공동으로 일해보거나 고용되어 일해본 경우 그것이 말처럼 쉽지 않다는 것을 잘 알 것이다.

베트남에서도 이 부분은 동일하다. 다만, 한가지 조금 나은 것은 이곳에서 치과를 개설한 사람의 대다수는 치과의사가 아니라는 것일 수 있다.

다시 말해 개설자가 진료에 대해 전혀 모르는 것을 슬기롭게 대처하며 풀어나갈 수 있다면 조건에 맞는 치과에 취직하여 몇 년 일하면서 개인적인 경험을 쌓는 것은 꽤 추천할 만 하겠다.

앞에 설명한 첫번째 경우처럼 한국에 있는 원장이 현지 파트너와 함께 개설에 참여한 다음 봉직의를 구해 파견하는 경우도 비슷하다 할 수 있을 것이다.

다만 해외 진료 환경이란 한국에 비해 훨씬 열악하므로 어려움을 겪을 수도 있을 텐데 봉직의가 그 부분까지 감내하며 치료에 매진할 수 있을지, 왜 와서 일하던 봉직의라는 사람들이 자주 교체가 되었는지, 과연 수지타산이 맞는 안정적인 매출을 봉직의가 해내지 못했을 때 병원을 유지할 수 있을지 등에 대해 심사숙고가 필요할 것이다.

봉직의를 상주시키며 일반인이 개원한 치과의 유형 경우에는 일반인인 업주가 치과의 상세한 내용을 모른다는 것이 장점으로 작용할 수도 있고, 반대로 큰 단점으로 작용할 수도 있다.

개설자측에서 만약 치료에 대한 부분과 베트남 치과의사 관리, 병원 운영 등에 무리하게 개입하기 시작하고, 원장 입장에서는 아무리 임상 능력과 병원 운영에 대해 미숙하더라도 본인이 없으면 병원이 돌아가지 않을 거라 여겨 문제가 계속 발생하는 경우가 생긴다면 사업은 아마 실패로 귀결될 가능성이 클 것이다.

이처럼 봉직의로 와서 진료를 할 때 겪을 수 있는 문제점은 크게 고용안정성과 진료 독립성이다. 이 두가지에 대해 잘 고려해보고 한국 보다 나은 결정을 할 수 있다고 본다면 그나마 봉직의로 오는 것이 현실적인 과정일 수 있겠다.

다만 한가지 걱정은, 내가 내 병원을 가지고 진료를 하거나 치과의사인 대표원장과 봉직의로 일하면서 겪었을 어려움들 이외에 예상치 못한 어려움들을 겪을 수도 있겠다는 것이다.

돌이켜 생각해보면 치과의사들은 사실 꽤 말이 통하는 사람들과 만나왔거나, 혹은 본인에게 호의적인 사람들 위주로 관계를 형성하며 병원을 운영했을 것이다. 까다롭고 말이 안 통하는 환자들을 만나기는 하지만 이는 어차피 내가 소유한 내 병원에 온 한 명의 타인일 뿐이었다.

그러나 해외에서 계약관계상 업주와 직원관계로 만나는 사람들이 치과의사가 만족할 만한 좋은 조건을 제공한다 하였을 때, 봉직의인 치과의사에게 어떤 것을 요구할 것이며 진료의 독립성이나 환자의 항의, 급기야 환불건 등에 대해 수지타산의 측면에서 어찌 나올지에 대한 세세한 고려가 반드시 필요하다.

또한 베트남 현지에서 손발이 잘 안 맞는 외국 직원들과 진료를 하며 저렴한 수가로 진료를 할 때 어느 만큼의 매출을 뽑을 수 있을지에 대해서도 고용안정을 어떻게 보장받을지에 대한 부분도 큰 문제이다.

한 순간에 해고된다 하더라도 어찌 구제받을 길도 없고, 해외에서 무슨 일을 당할지 모른다는 것에 대한 걱정도 현실적으로는 꼭 해야 한다.

아무튼 봉직의로 일하는 부분에 있어서는 우선 일을 시작할 수 있는 가장 손쉬운 방법일 수 있겠으나, 해외로 진출하고자 하는 독자들이 원하는 방식과 삶에 부합하는지는 개인의 선택에 달려있다.

봉직의로 일하면서 경험을 쌓고 그 이후 본인이 독립하겠다고 한다면 나쁘지 않은 방법일 수 있으니, 그 경험을 쌓는 과정에서 많은 적극성을 가지고 서둘지 말고 노력해야만 하겠다.

이처럼 봉직의로 단순 취직하는 경우를 종종 문의하는 경우가 있고, 나에게도 혹시 기회가 된다면 본인을 고용해달라고 하는 분들도 많으나 나는 본인의 의지가 강건하지 않으면 어떤 형태로든 견디기 힘든 시장이라는 것을 제일 먼저 강조한다.

진료는 그냥 하면 되겠지 라고 생각하겠지만 보조직원들이 한국처럼 능숙하지도 않고 말도 통하지 않으며 통역을 통한다 하더라도 치과 진료를 하는 상황에서 차근 차근 통역을 통해 대화를 하기란 여간 어려운 일이 아니다. 또한 통역을 써서 하는 대화는 우리가 일상 생활에서 하는 대화와 전혀 다르기 때문에 그런 상황도 충분히 적응할 필요가 있다.

5) 외국인 직접 투자, 하나부터 열까지 직접 도전하다

마지막으로 소개할 방법은 나와 같이 외국인 직접 투자 법인을 설립하고, 해외직접투자를 통해 치과의사가 직접 진출하는 경우이다.
이 과정은 어쩌면 제일 어렵고 시간도 오래 걸리는 내용이라고 할 수 있다. 외투법인을 만들어서 진행한다는 것은 베트남에서 신사업을 정식으로 시작한다는 것과 마찬가지로 생각하면 된다.

치과를 개원하고 치과진료를 하는 것도 신사업이기는 하지만, 한국에서처럼 치과에 관련된 특정 관공서나 관계 업종과 일처리를 하던 방식에서 벗어나 전반적인 사업 추진 과정을 모두 거쳐야한다는 뜻이다.
생소하기도 하고 일이 세부적으로 복잡하기도 하다 보니 힘에 부칠때도 많았지만 그럴때마다 초심을 다잡고 정식으로 하나씩 하자며 구성원들과 의기투합 하기도 하였다.

사업이란 정해진 자본력으로 정해진 시간 안에 최대의 효과를 창출해야만 하고, 소요시간의 증가는 곧 비용의 증가를 의미한다. 그러나 해외 사업이란 이 시간이라는 부분에 있어 장담할 수 없는 부분이 있다.
한국에 모태가 되는 병원이 있는 상태에서 일을 추진한다면 물론 자본에 대한 부분에서 조금은 자유로울 수 있겠으나, 이때는 또 일을 추진하는 집중도면에서 효율이 떨어지게 마련이다.

구성원들이 갖춰지고 현지로 모두 넘어와서 일을 할 때는 하루 하루가 정말 피말리는 일정의 연속이었으며, 언제 과연 절차들이 마무리될지 모르는 불확실성에서 오는 불안감이 심리적으로 주는 압박감이 상당했다.
인력 구성은 예정에 맞춰 완료한 상태에서 행적적 절차들이 지연되어 비용은 증가하고, 버틸 수 있는 시간은 산술적으로 나와있는데 절차가 마무리 되는 것은 언제일지 막연했었다.

내가 KOCHAM 대표로 참여하여 베트남 정부를 상대로 실력행사를 하는 세계 기업 상공회의소 모임인 VBF (Vietnam Business Forum) 모임에 참석하여 가끔 이런 애로사항을 이야기 하면 미국과 유럽 등 세계에서 모인 각 기업대표들도 혀를 내두르며 해외사업이 얼마나 어려운지를 공감하곤 하니 이 과정을 얼마나 잘 견디는지가 초반 성패를 좌우한다해도 과언이 아닐거라 생각한다.

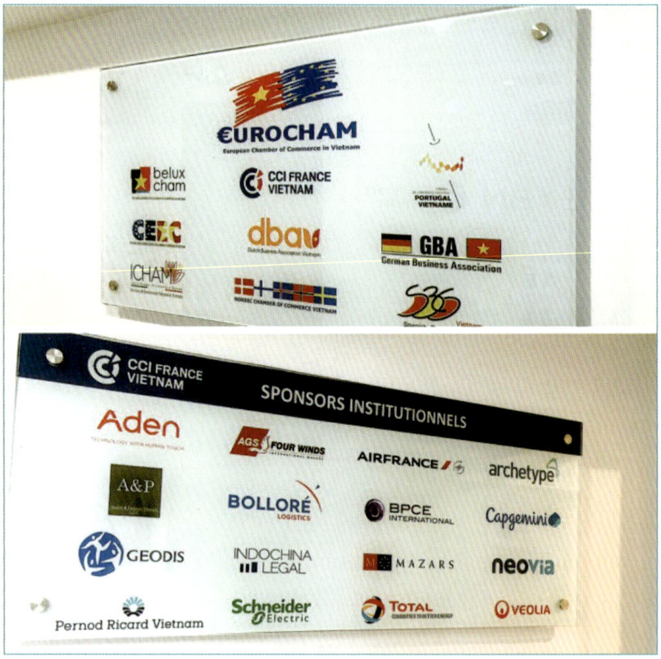

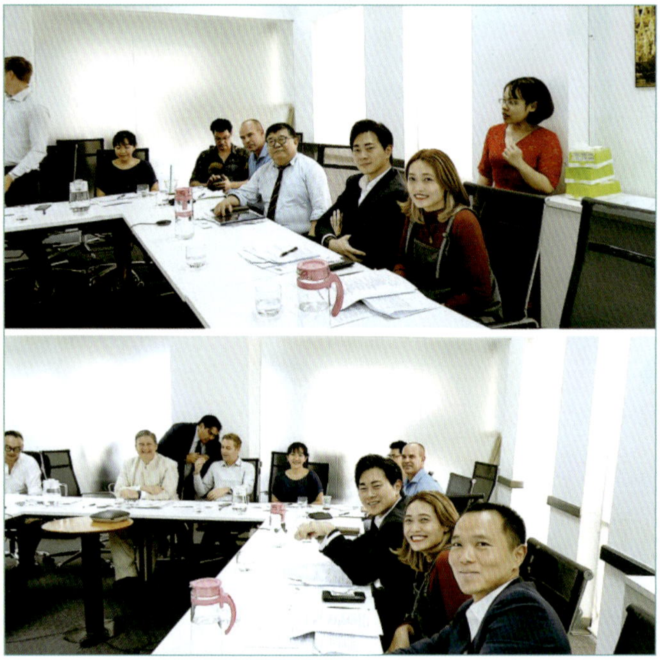

EUROCHAM (유럽기업연합회) 사무실에서 열린 VBF(Vietnam Business Foreum) 회의에 KOCHAM (한국기업연합회) Healthcare 분과 대표로 참가한 모습이다. 각 나라 기업연합회 임원들이 참가하여 베트남의 정책적인 방향에 대해 대응책 마련에 머리를 맞댄다.

이 책을 읽는 독자들도 준비과정 중에 행정 절차가 상당히 복잡하고 어렵다는 것은 이제 잘 알고 있을 것이다.

그럼 그저 이런 절차들이 해결되기를 넋놓고 기다리는 방법밖에는 없을까.
예를 들어 한국이라고 하면 행정절차를 앞당기고 싶다고 하더라도 정해진 기간 내에 다른 방법을 동원할 길은 없다. 물론 절차가 선진화 되어있기 때문에 잘 알아보고 준비한다면 변수가 없다는 것이 장점일 테지만, 그것은 베트남 사업에서 고려할 점은 아니기에 언급하지 않기로 한다.

나는 준비기간 동안 현지에서 조달할 수 있는 재료와 기계 장비를 꼼꼼히 찾아서 갖추고 나머지는 한국에서 전부 수입하였는데, 이때 황당한 일을 겪었었다.

국제 무역품에는 품목마다 국제적으로 통용되는 HS code (Harmonized Commodity Description and Coding Sustem) 라는 무역품 Code 가 있는데, 보통 수출국가 항구에서 컨테이너를 선적할 때 세관에 그 Code 를 모두 입력하고 검수가 끝나면 출항하게 된다.

수출사는 그 때 선적한 물품의 Code 서류와 Invoice 를 발행하게 되는데, 베트남 세관에 컨테이너가 도착한 다음 그 기계가 베트남에서 사용된 적이 없으니 수입을 불허한다는 통보를 받았다. HS code 가 있는데도 기계가 무엇인지 본인들이 모른다는 이유로 수입을 불허하고 일정기간 후에는 배를 되돌려 보내겠다는 것이었다.

하늘이 무너지는 느낌이었다.

이미 건물 공사가 지연되어 개원이 2달 정도 늦춰진 상태에서 장비 등 컨테이너를 한국으로 되돌려 보낸 후에 다시 배를 띄울 수는 없는 노릇이었고, 그 배가 다시 들어온다 해도 같은 일이 반복될 수 있는 상황이었다.

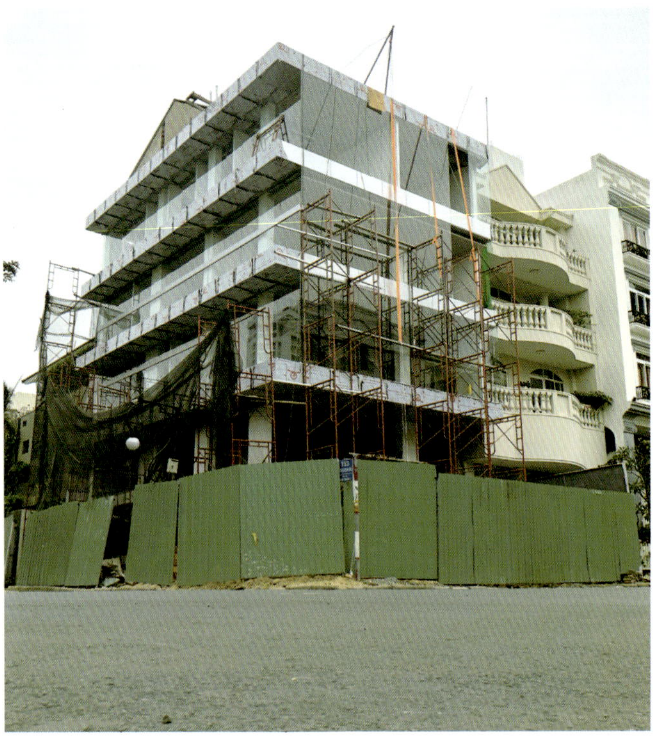

건축중인 BF치과 본점 건물. 밤낮없이 건물을 짓고 큰 장비들이 들어가야 할 시점에 수입품이 항구에서 계류중인 상황이 발생했다.

내용으로 보면 선진화된 국가에서는 아예 없을 일이긴 하지만, 만약 어떤 물품을 수입할 때 선진국에서 이런 상황 자체가 발생했다면 아마 다른 여지가 없었을 수도 있다.

그러나 베트남에서는 방법을 찾을 수 있었다. 세관 공무원을 직접 찾아갔고, 베트남에서는 아직 쓰고 있지 않지만 전세계적으로 사용되는 물건이고 우리가 정식으로 증빙 받아 수입한 제품이라는 점을 피력했다.

법률 규제상 안 된다는 대답만 수 차례 들었지만 결국 그 HS code를 베트남어로 모두 다시 번역해서 제출했고, 현지 치과의사인 베트남 대학 교수님들께 증빙서류까지 받아서 문제를 해결했다.

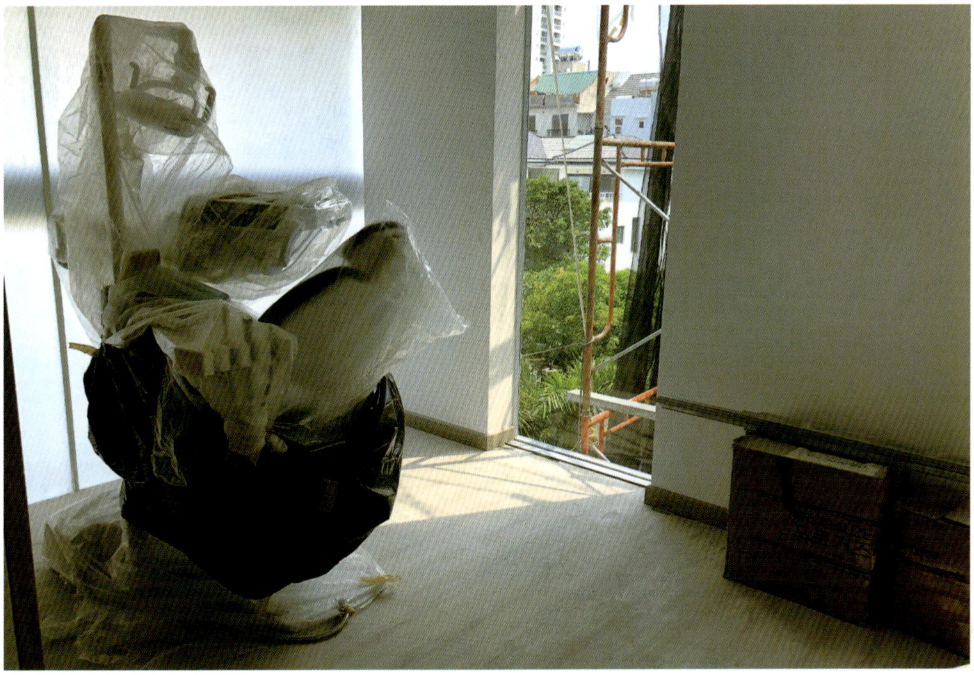

대형 장비 등 모든 통관이 마무리되고 건물공사를 마무리하는 동안 장비 설치를 동시에 진행하였다.

영업허가 또한 마찬가지였다. 영업허가를 신청하고 실사를 나올 때까지 소요기간이 있고, 또 실사를 통과하더라도 결과가 나오기까지 시간이 굉장히 오래 걸린다. 어림잡아 행정절차 안내상으로도 3개월까지 걸리며 실제로는 얼마나 더 걸릴지 전례가 없다 보니 이 또한 막막했다.

이번에도 직접 보건부 공무원을 찾아갔고 상황을 설명했다.

영업허가를 받을 수 있는 적절한 시설을 갖추었음을 먼저 증명했고, 결국 영업허가 실사 때 본인들이 제출한 서류대로 갖춰진 것이 확인되면 영업허가에 문제가 없을 것이라는 확답을 받았다.

그러나 영업허가 실사가 언제가 될지를 마냥 기다리고 있을 수도 없었다.

다시 한번 공무원과 논의하여 실사 일정을 최대한 앞당길 수 있는지를 요청했고, 우여곡절 끝에 성공하여 짧아도 3개월은 족히 넘게 걸린다는 영업허가 일정을 단 3일만에 모두 완료하여 개원에 성공하였다.

이처럼 베트남은 경우에 따라 정해진 법과는 달리 노력하기에 따라 방법을 찾을 수 있다. 물론 이 과정에서 여러 사람과 접촉하고 만나서 상황을 설명하고 그 사람들의 도움도 받아야 한다.

누가 보면 촌극이 따로 없다고 할 지 모르겠으나, 노력 여하에 따라 안되는 일이 없는 곳이라는 것은 이방인으로 새로운 사업을 시작할 때 큰 힘이 되었었다.

여기 있는 사람들은 베트남에 대해 우스개 소리로 '되는 것도 없고, 안 되는 것도 없는 곳', 또는 '힘든 것은 있어도 안 되는 것은 없는 나라' 라는 표현을 쓴다.

나도 회사를 만들고 일을 준비하면서 몇 가지 큰 일들 말고도 참 많은 일을 겪었다.

이제와 다시 곱씹어 생각해보면 아마 한국이었으면 애초에 일어나지 않았을 일이었지 싶기도 하다.

행정적인 부분이 미숙하고 체계 없이 이뤄지는 경우가 많으며, 부처간 법률 적용 기준이 상이하여 말 그대로 목마른 사람이 우물을 파야 하고, 한번은 가능했지만 그 다음에는 불가능한 일들도 많으니 말이다.

그럼 왜 이렇게 어렵고 오래 걸리는 외국인 직접 투자 법인 방식을 사용했는가.

나는 베트남의 어느 병원이나 특정 회사에 취직하는 방식으로 진출하려는 것이 아니었기에 애초부터 단순하게 면허만 인정받아 놓자는 생각은 하지 않았고 회사를 직접 세워서 병원 사업을 하기에 가장 안전하고 확실한 방법인 외국인 직접투자 방식을 택하고 다른 진출 방법은 아예 고려해보지 않았었다.

그럼 외국인 직접 투자 방식으로 진행하는 장단점에 대해 살펴보자.

무엇보다도 큰 장점은 실제 내 이름으로 된 합법적인 사업체가 베트남에 설립된다는 것이 가장 크다.

대부분 베트남에 있는 일반 사업체들은 현지인 명의를 내세워 하는 경우가 많다.

행정적인 편리함이 있기도 하고, 그 자체가 협력관계인 동업자와 투자자관계라면 실제로 불법이 아니기 때문이기도 하다.

그러나 대리인 명의로 일반 사업체를 개설하는 분들 중에 지인을 소개받거나, 개인 컨설팅 업체라고 하는 곳에서 소개하는 사람들을 명의자로 하는 경우가 있는데, 절대로 하지 말아야 할 것들 중 한가지이다.

보통 이때 잘못 진행되는 경우들을 보면 과정상에서 불법적인 요소들이 개입되는 상황이 발생한다.

대부분은 투자금의 유입인데, 해외경험이 있는 독자들은 알겠지만 해외에서 살다 보면 정식으로 수입이 발생하기 전에는 그냥 가지고 온 현금을 바꿔서 사용하는 경우가 많고, 때로는 현지에 있는 사람들과 돈을 주고 받으며 개인적인 자금을 부탁하기도 한다.

그런데 이렇게 가지고 온 돈으로 현지에서 대리인을 구해 그 사람에게 입금을 하여 회사를 설립하고 자본증빙을 받고자 하면, 대리인의 소유의 돈이기 때문에 나중에 본인 돈임을 입증하기 어려워 불법적인 자금 유입으로 분류된다.
당국에서 볼 때는 외환 신고 없이 가져온 관광객의 돈을 투자금으로 사용한 것이기 때문이다.

공항에서 외환액을 신고하고 가지고 들어온 것으로 합법적으로 소비할 수는 있으나, 마찬가지로 본인 명의의 사업체가 없으니 현지인의 자금밖에는 안될 것이고, 외국인 직접 투자 법인을 만들고 그렇게 가져와서 입금하겠다 라고 했을 때는, 해외투자 직접 신고에 위배되는 사항이므로 정관 자본금으로 사용하기 위한 투자허가를 받을 때 해외로 돈을 가져온 송금기록이 없어 외국인 직접 투자 계좌에 입금이 불가능한 경우가 생긴다.

이처럼 현지인 명의로 사업체를 세우고 투자금을 불법적인 경로로 가져와서 사업을 하다 보니 자금적인 부분을 깨끗하게 증빙하지 못하게 되어 나중에 돈을 벌어도 수익금을 적법하게 가져갈 수 없는 일이 종종 생긴다.

불법적으로 돈거래를 하다가 청산하고 돈 한푼 못 가지고 들어온다는 경험담들을 들어본 적이 종종 있을 것이다. 그러나 사업체를 청산하고 그 사업체가 본인이 한 것이 맞다는 증빙을 할 수 있다면 돈을 한국으로 못 가져갈 이유는 없다.

물론 단점도 존재한다.

외국인 직접 투자의 경우 현재 베트남 경제를 떠받치는 아주 중요한 부분이다.
그러나 베트남에서도 자국 산업 보호를 위해 외국인 직접 투자 쿼터를 지역별로 제한하고 있는데 그 쿼터가 종료되면 투자 허가가 나오지 않을 가능성이 있다.

또한 외국인 직접 투자의 경우 세무당국에서 더욱 철저하게 세무 감사를 시행하므로 사업체 설립 초기에 자본을 사용할 때 많은 부담이 있고 추가 비용이 발생하기도 한다. 또한 한국에서 해외 직접 투자 신고를 통해 자본금이 송금되게 되는데, 이를 분기마다 금융감독원에 투자금 사용 신고를 해야 한다.

이 모든 과정이 순조롭게 진행된다고 하더라도 외국인 직접 투자 법인을 세우는 기간이 수 개월 이상 소요되므로 이것 또한 큰 단점이 된다.
그러나 내가 경험상 느낀 제일 큰 단점은 투자금 신고나 세무 같은 부분이 아니라 다음과 같다.
외국인 직접 투자 법인을 세우기 위해서는 우선 베트남 당국의 투자허가서(Investment Registration Certificate)를 받아야 한다.

다시 말해, 베트남에서 이 사업을 하도록 투자를 허가해줘야 한다는 것인데 이를 위해 사업체의 규모나 사업 영역, 사업 계획 등에 대해 제출 해야 한다.

치과의 경우라면 어느 주소에 어느 건물, 어느 정도 규모의 치과를 할 것인지, 체어는 몇 대를 설치할 것인지 직원은 몇 명 정도 채용할 것인지 등에 대해 확정을 하고 투자 허가 신청을 하게 된다.

이를 위해서는 우선 장소를 물색하고 법인의 대표자 명의로 임대차 계약을 해야한다. 그래야 그 주소지에서 해당 사업을 하겠다는 허가를 신청할 수 있기 때문이다.
문제는 이 법인 등록지를 중도에 변경할 수 없으므로 결국 투자 허가가 나오고 법인이 설립될 때까지 얼마가 될 지도 모르는 기간 동안 계속 임대료 지출을 부담하여야 한다.

독자들 중 일부는 일단 임대료가 적은 위치를 잡거나 가계약만으로 임시로 투자허가를 신청하여 법인을 설립하고 나중에 위치를 변경하는 것은 당연히 가능하지 않을까라고 생각할 수 있다.

그러나 그렇게 간단한 문제가 아니다.

외국인 직접 투자 법인이 치과라는 특수 사업을 하기 위해서는 정관 자본금 200,000달러 이상이 요구된다. 법령상 액수가 나와 있는 것은 아니지만 당국에서 정한 기준에 따르면 저렇다. 일반 병원은 저 최소 자본금 기준이 2,000,000 달러이다.

다시 말해 아주 작은 규모의 싼 부동산을 임대해서 그것으로 체어 1~2대를 넣고 치과를 하겠다 라고 신청을 한다면, 20만불 이상이어야 가능한 투자 허가 자체가 안 나오는 경우가 발생할 수 있다는 것이다. 그리고 투자 허가를 받았다고 하더라도 그 주소지를 이전하는 비용과 시간도 소요되기 때문에 더욱 번거로운 일이 발생한다.

그래서 정식으로 진행을 하면서 계속 다른 유혹에 빠지기 쉽다는 것이다.

실제로 잘못된 방법이고 탈이 날 것을 알면서도 진행과정이 더디고 비용이 필수적으로 들어가기 때문에 다른 방법으로 한번 시도해볼까 하는 마음이 들게 된다.

게다가 또 베트남 사회에서 한국 치과의사 라는 존재는 아직까지 쉽게 만나 보기 힘든 사람들이다 보니 관심은 갈수록 집중되고, 그럴수록 좋은 아이템이면 어떻게든 같이 엮어서 해보려는 사람들을 굉장히 많이 만나게 되는데, 주변에서 그 사람들이 하는 '이렇게 하면 된다', '저렇게 도와주겠다' 소리를 계속 듣다 보면 유혹에 빠지게 되기도 한다.

이러한 장단점이 있고, 어찌 보면 사업체를 설립하는 쉬운 길이 당장 있음에도 불구하고 현실적으로 볼 때 더 번거롭고 오래 걸리는 과정을 선택했다.

나는 사업의 방향을 구상하고 추진하면서 내가 해외에 직접 진출하여 사업체를 영위하고 큰 투자 등을 통해 시장의 잠재력에 기반한 성공을 도모한다면 어렵지만 반드시 실행해야 하는 과정이 이것이라고 판단하였다.

외국인 직접 투자 법인을 설립하기로 했다면, 자격 요건을 갖추기 위해 베트남 당국에 투자 허가 신청을 하고 사업계획서 등을 제출하여야 한다.

정관 자본금 20만불 이상이어야 치과업의 투자허가가 가능하므로 그 이상의 규모가 증명되도록 사업계획서를 작성하여야 하며, 동시에 규모에 따라 정관자본금 자체의 기준이 올라 갈 수도 있다.

베트남 투자국의 투자 승인이 나면 IRC (Investment Registration Certificate) 를 수령할 수 있고, 거의 기간 소요 없이 ERC (Enterprise Registration Certificate) 도 발급된다. 이 ERC가 우리 나라 기준의 사업자등록증이 된다.

UBND THÀNH PHỐ HỒ CHÍ MINH
SỞ KẾ HOẠCH VÀ ĐẦU TƯ

CỘNG HÒA XÃ HỘI CHỦ NGHĨA VIỆT NAM
Độc lập - Tự do - Hạnh phúc

GIẤY CHỨNG NHẬN ĐĂNG KÝ ĐẦU TƯ
Mã số dự án: 8759034299
Chứng nhận lần đầu: ngày 16 tháng 10 năm 2017

Căn cứ Luật Đầu tư số 67/2014/QH13 ngày 26 tháng 11 năm 2014;

Căn cứ Nghị định số 118/2015/NĐ-CP ngày 12 tháng 11 năm 2015 quy định chi tiết và hướng dẫn thi hành một số điều của Luật Đầu tư;

Căn cứ Thông tư 16/2015/TT-BKHĐT ngày 18 tháng 11 năm 2015 của Bộ Kế hoạch và Đầu tư về biểu mẫu thực hiện thủ tục đầu tư và báo cáo hoạt động đầu tư tại Việt Nam;

Căn cứ Quyết định số 2559/QĐ-UB-NC ngày 27 tháng 5 năm 1996 của Ủy ban nhân dân Thành phố Hồ Chí Minh về việc thành lập Sở Kế hoạch và Đầu tư Thành phố Hồ Chí Minh;

Căn cứ văn bản đề nghị thực hiện dự án đầu tư và hồ sơ kèm theo do Nhà đầu tư - Ông KO BUMJIN nộp ngày 12 tháng 10 năm 2017,

SỞ KẾ HOẠCH VÀ ĐẦU TƯ THÀNH PHỐ HỒ CHÍ MINH

Chứng nhận Nhà đầu tư:

Ông KO BUMJIN, quốc tịch Hàn Quốc; hộ chiếu số cấp ngày 12 tháng 01 năm 2011 tại Hàn Quốc; địa chỉ thường trú và chỗ ở hiện nay tại 56 Eonju-ro, 30-gil, Gangnam-gu, Seoul, Hàn Quốc.

Đăng ký thực hiện dự án đầu tư với nội dung như sau:

Điều 1: Nội dung dự án đầu tư

1. Tên dự án đầu tư: PHÒNG KHÁM NHA KHOA BF.

2. Mục tiêu dự án:

Stt	Mục tiêu hoạt động	Mã ngành theo VSIC	Mã ngành CPC
1	Hoạt động của các phòng khám đa khoa, chuyên khoa và nha khoa, chi tiết: Hoạt động của các phòng khám nha khoa	8620	9312

SỞ KẾ HOẠCH VÀ ĐẦU TƯ

GCNĐKĐT /2

3. Quy mô dự án: không.

4. Địa điểm thực hiện dự án: số B1-12 Khu phố Nam Thiên 3, đường Phạm Thái Bường, Phú Mỹ Hưng, phường Tân Phong, quận 7, Thành phố Hồ Chí Minh.

5. Diện tích mặt đất, mặt nước sử dụng (nếu có): không.

6. Tổng vốn đầu tư của dự án: 22.770.000.000 (hai mươi hai tỷ bảy trăm bảy mươi triệu) đồng Việt Nam, tương đương 1.000.000 (một triệu) đô-la Mỹ.

Trong đó, vốn góp để thực hiện dự án là tám triệu) đồng Việt Nam, tương đương đô-la Mỹ, bằng tiền mặt, chiếm tỷ lệ 40% tổng vốn đầu tư.

Giá trị, tỷ lệ, phương thức và tiến độ góp vốn như sau:

Stt	Tên nhà đầu tư	Số vốn góp		Tỷ lệ (%)	Phương thức góp vốn	Tiến độ góp vốn
		VNĐ (ngàn đồng)	Tương đương USD			
1	Ông KO BUMJIN			100	Tiền mặt	Trong vòng 90 ngày kể từ ngày cấp giấy chứng nhận đăng ký doanh nghiệp

7. Thời hạn hoạt động của dự án: 10 (mười) năm, kể từ ngày được cấp Giấy chứng nhận đăng ký đầu tư.

8. Tiến độ thực hiện dự án đầu tư: Dự án bắt đầu hoạt động từ tháng 12 năm 2017.

Điều 2. Các ưu đãi, hỗ trợ đầu tư:

1. Ưu đãi về thuế thu nhập doanh nghiệp:

- Cơ sở pháp lý của ưu đãi: Luật Thuế thu nhập doanh nghiệp, các văn bản hướng dẫn có liên quan và quy định của các điều ước quốc tế mà nước Cộng hòa Xã hội Chủ nghĩa Việt Nam là thành viên.

- Đối tượng và điều kiện hưởng ưu đãi (nếu có): không.

2. Ưu đãi về thuế nhập khẩu:

- Cơ sở pháp lý của ưu đãi: Luật Thuế xuất khẩu, Thuế nhập khẩu và các văn bản hướng dẫn, điều chỉnh có liên quan.

- Đối tượng và điều kiện hưởng ưu đãi (nếu có): không.

SỞ KẾ HOẠCH VÀ ĐẦU TƯ

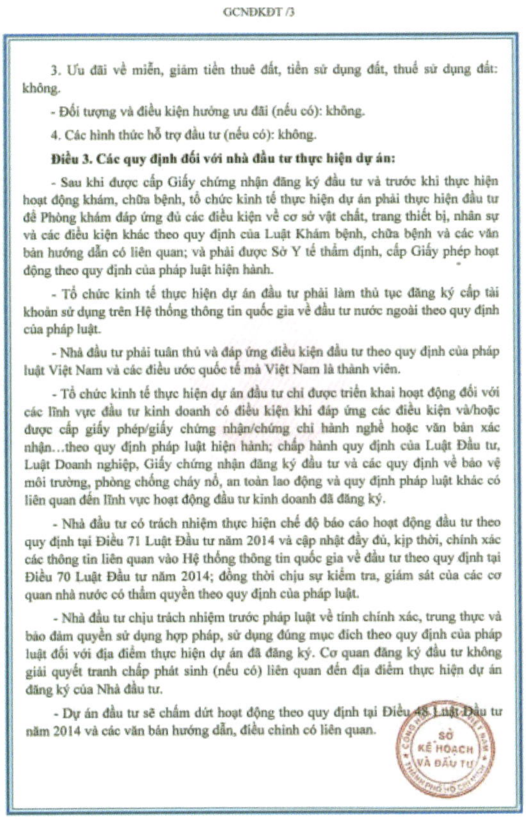

GCNĐKĐT /3

3. Ưu đãi về miễn, giảm tiền thuê đất, tiền sử dụng đất, thuế sử dụng đất: không.

- Đối tượng và điều kiện hưởng ưu đãi (nếu có): không.

4. Các hình thức hỗ trợ đầu tư (nếu có): không.

Điều 3. Các quy định đối với nhà đầu tư thực hiện dự án:

- Sau khi được cấp Giấy chứng nhận đăng ký đầu tư và trước khi thực hiện hoạt động khám, chữa bệnh, tổ chức kinh tế thực hiện dự án phải thực hiện đầu tư để Phòng khám đáp ứng đủ các điều kiện về cơ sở vật chất, trang thiết bị, nhân sự và các điều kiện khác theo quy định của Luật Khám bệnh, chữa bệnh và các văn bản hướng dẫn có liên quan; và phải được Sở Y tế thẩm định, cấp Giấy phép hoạt động theo quy định của pháp luật hiện hành.

- Tổ chức kinh tế thực hiện dự án đầu tư phải làm thủ tục đăng ký cấp tài khoản sử dụng trên Hệ thống thông tin quốc gia về đầu tư nước ngoài theo quy định của pháp luật.

- Nhà đầu tư phải tuân thủ và đáp ứng điều kiện đầu tư theo quy định của pháp luật Việt Nam và các điều ước quốc tế mà Việt Nam là thành viên.

- Tổ chức kinh tế thực hiện dự án đầu tư chỉ được triển khai hoạt động đối với các lĩnh vực đầu tư kinh doanh có điều kiện khi đáp ứng các điều kiện và/hoặc được cấp giấy phép/giấy chứng nhận/chứng chỉ hành nghề hoặc văn bản xác nhận…theo quy định pháp luật hiện hành; chấp hành quy định của Luật Đầu tư, Luật Doanh nghiệp, Giấy chứng nhận đăng ký đầu tư và các quy định về bảo vệ môi trường, phòng chống cháy nổ, an toàn lao động và quy định pháp luật khác có liên quan đến lĩnh vực hoạt động đầu tư kinh doanh đã đăng ký.

- Nhà đầu tư có trách nhiệm thực hiện chế độ báo cáo hoạt động đầu tư theo quy định tại Điều 71 Luật Đầu tư năm 2014 và cập nhật đầy đủ, kịp thời, chính xác các thông tin liên quan vào Hệ thống thông tin quốc gia về đầu tư theo quy định tại Điều 70 Luật Đầu tư năm 2014; đồng thời chịu sự kiểm tra, giám sát của các cơ quan nhà nước có thẩm quyền theo quy định của pháp luật.

- Nhà đầu tư chịu trách nhiệm trước pháp luật về tính chính xác, trung thực và bảo đảm quyền sử dụng hợp pháp, sử dụng đúng mục đích theo quy định của pháp luật đối với địa điểm thực hiện dự án đã đăng ký. Cơ quan đăng ký đầu tư không giải quyết tranh chấp phát sinh (nếu có) liên quan đến địa điểm thực hiện dự án đăng ký của Nhà đầu tư.

- Dự án đầu tư sẽ chấm dứt hoạt động theo quy định tại Điều 48 Luật Đầu tư năm 2014 và các văn bản hướng dẫn, điều chỉnh có liên quan.

SỞ KẾ HOẠCH VÀ ĐẦU TƯ

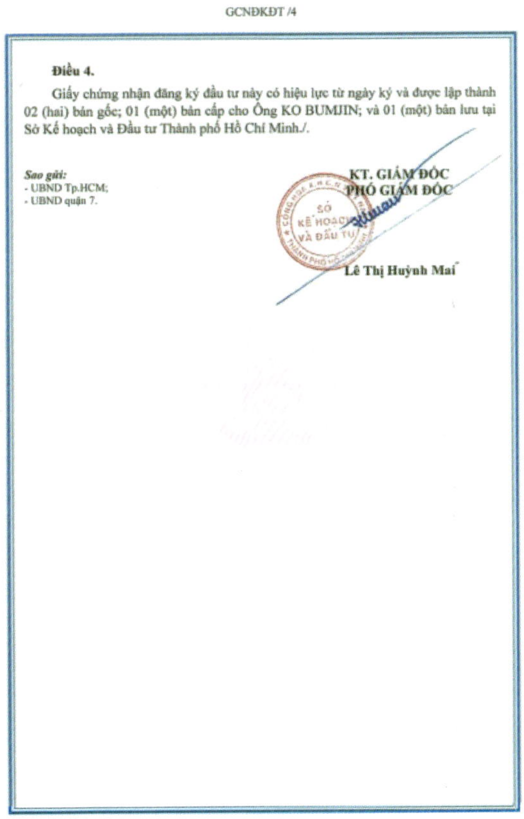

GCNĐKĐT /4

Điều 4.

Giấy chứng nhận đăng ký đầu tư này có hiệu lực từ ngày ký và được lập thành 02 (hai) bản gốc; 01 (một) bản cấp cho Ông KO BUMJIN; và 01 (một) bản lưu tại Sở Kế hoạch và Đầu tư Thành phố Hồ Chí Minh./.

Sao gửi:
- UBND Tp.HCM;
- UBND quận 7.

KT. GIÁM ĐỐC
PHÓ GIÁM ĐỐC

Lê Thị Huỳnh Mai

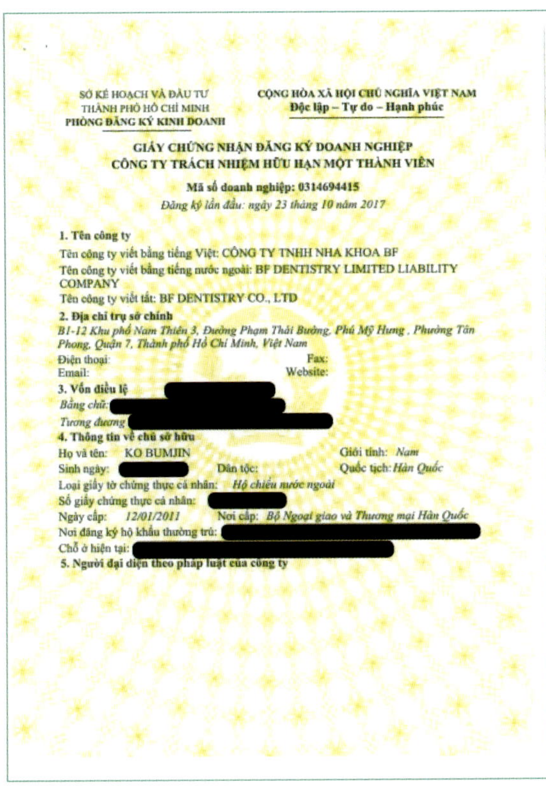

SỞ KẾ HOẠCH VÀ ĐẦU TƯ
THÀNH PHỐ HỒ CHÍ MINH
PHÒNG ĐĂNG KÝ KINH DOANH

CỘNG HÒA XÃ HỘI CHỦ NGHĨA VIỆT NAM
Độc lập – Tự do – Hạnh phúc

GIẤY CHỨNG NHẬN ĐĂNG KÝ DOANH NGHIỆP
CÔNG TY TRÁCH NHIỆM HỮU HẠN MỘT THÀNH VIÊN

Mã số doanh nghiệp: 0314694415
Đăng ký lần đầu: ngày 23 tháng 10 năm 2017

1. Tên công ty
Tên công ty viết bằng tiếng Việt: CÔNG TY TNHH NHA KHOA BF
Tên công ty viết bằng tiếng nước ngoài: BF DENTISTRY LIMITED LIABILITY COMPANY
Tên công ty viết tắt: BF DENTISTRY CO., LTD
2. Địa chỉ trụ sở chính
B1-12 Khu phố Nam Thiên 3, Đường Phạm Thái Bường, Phú Mỹ Hưng , Phường Tân Phong, Quận 7, Thành phố Hồ Chí Minh, Việt Nam
Điện thoại: Fax:
Email: Website:
3. Vốn điều lệ
Bằng chữ:
Tương đương
4. Thông tin về chủ sở hữu
Họ và tên: KO BUMJIN Giới tính: *Nam*
Sinh ngày: Dân tộc: Quốc tịch: *Hàn Quốc*
Loại giấy tờ chứng thực cá nhân: *Hộ chiếu nước ngoài*
Số giấy chứng thực cá nhân:
Ngày cấp: *12/01/2011* Nơi cấp: *Bộ Ngoại giao và Thương mại Hàn Quốc*
Nơi đăng ký hộ khẩu thường trú:
Chỗ ở hiện tại:
5. Người đại diện theo pháp luật của công ty

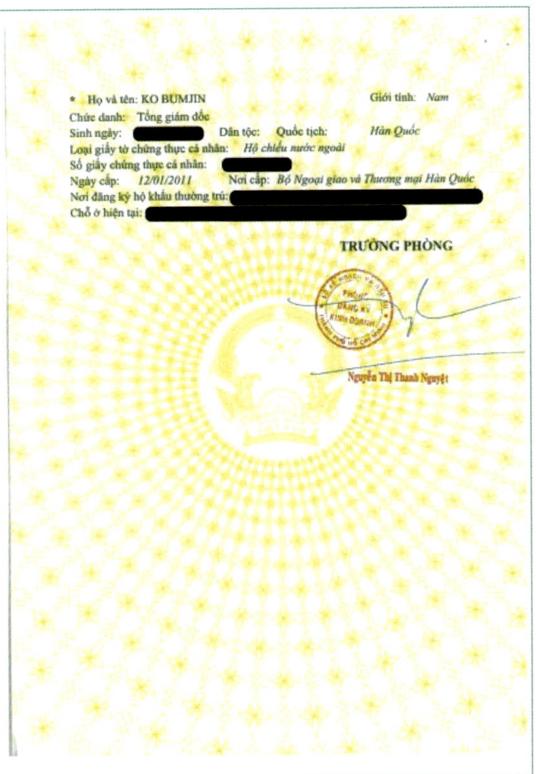

* Họ và tên: KO BUMJIN Giới tính: *Nam*
Chức danh: Tổng giám đốc
Sinh ngày: Dân tộc: Quốc tịch: *Hàn Quốc*
Loại giấy tờ chứng thực cá nhân: *Hộ chiếu nước ngoài*
Số giấy chứng thực cá nhân:
Ngày cấp: *12/01/2011* Nơi cấp: *Bộ Ngoại giao và Thương mại Hàn Quốc*
Nơi đăng ký hộ khẩu thường trú:
Chỗ ở hiện tại:

TRƯỞNG PHÒNG

Nguyễn Thị Thanh Nguyệt

우리 병원 본점의 투자허가서 (IRC) 와 사업자등록증 (ERC)

보통 앞의 두가지 과정을 합쳐서 외국인 직접 투자 법인 설립 과정이라고 말하는데, 실제로 진행해보면 굉장히 번거롭고 갖춰야 할 서류들이 많다. 또한 기간이 오래 걸리고 막막하게 기다려야하다 보니 정말 답답한 일이 많이 발생한다.

그러나 실제 투자 허가를 받고 법인을 설립하는 과정은 아직도 많이 남아있다. 서류 허가 과정은 끝났으나 이제 실제로 허가 받은 대로 돈을 송금하고 활동을 해야만 투자허가를 유지할 수 있기 때문이다.

한국에서 해외로 돈을 송금할 때, 원칙적으로 일정액 이상의 금액은 직접 송금이 불가능하다. 입증되는 서류가 있어야 하는데, 물건 구매 Invoice 같은 경우는 가능하지만 은행에서 현지 계약서나 서류를 보고도 인정을 해주지 않는 경우가 많다.

나 또한 초기에는 해외로 돈을 송금하는 문제를 해결하지 못하여 꽤 고생했고, 주거래은행에 상담을 해봐도 지점에서는 해본 경험이 별로 없는 업무이다 보니 은행원 분들조차 방법을 정확히 몰라서 도리어 나에게 서류를 잔뜩 내밀더니 이 절차를 한번 알아보고 모두 작성해오라고까지 했었다.

그럼 해외 송금을 통한 해외직접 투자 방법을 살펴보도록 하겠다.

당연한 이야기지만 투자를 목적으로 해외로 자금을 송금한다면 베트남 내에 그 돈이 들어올 입금계좌가 있어야 한다.

해외 직접 투자 방식으로 한국에서 투자자가 직접 송금을 하므로 아무 계좌에나 송금 받을 수는 없고 DICA (Direct Investment Capital Account) 라고 하는 투자금 입금 계좌를 현지 은행에 개설하여야 한다. 그 계좌를 수금계좌로 지정하여, IRC 발급 후 90일 안에 정해진 투자 허가 금액이 입금되어야만 투자허가가 인정되는 것이다.

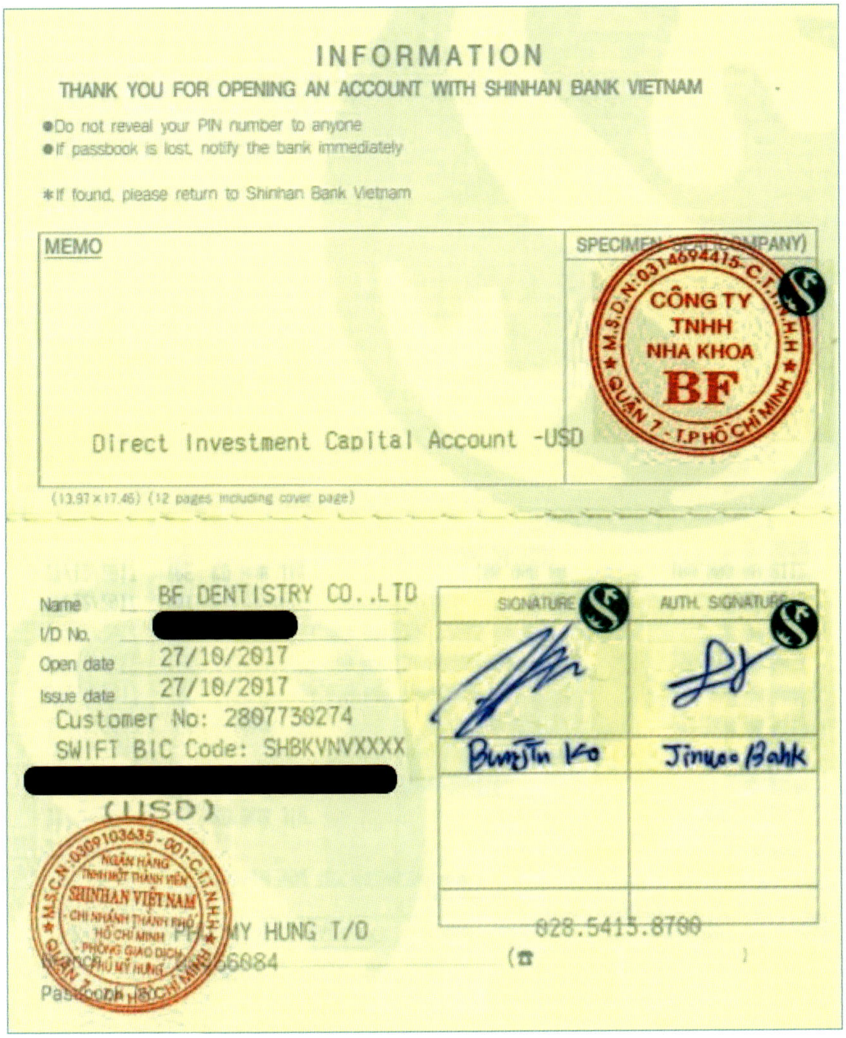
INFORMATION

THANK YOU FOR OPENING AN ACCOUNT WITH SHINHAN BANK VIETNAM

- Do not reveal your PIN number to anyone
- If passbook is lost, notify the bank immediately

*If found, please return to Shinhan Bank Vietnam

MEMO

Direct Investment Capital Account -USD

SPECIMEN SEAL (COMPANY)

M.S.D.N: 0314694415 C.T.N.H.H
CÔNG TY TNHH NHA KHOA BF
QUẬN 7 - T.P HỒ CHÍ MINH

(13.97 × 17.46) (12 pages including cover page)

Name BF DENTISTRY CO..LTD
I/D No.
Open date 27/10/2017
Issue date 27/10/2017
Customer No: 2807730274
SWIFT BIC Code: SHBKVNVXXXX

(USD)

SIGNATURE — Bungjin Ko
AUTH. SIGNATURE — Jinwoo Bahk

PHÚ MỸ HUNG T/O
028.5415.8700

Passbook No.

우리 병원의 직접투자 자본금 계좌 (DICA–Direct Investment Capital Account). 이 계좌로 자본금이 입금되어야 투자금 인정을 받을 수 있다.

현지 은행에서 DICA 를 개설했다면 한국에서 필요서류를 갖추고 송금을 신청해야하는데, 이때 해외로 송금하는 것을 해외 직접 투자 라고 하며, 반드시 금융감독원에 해외 직접 투자 신고를 해야 한다.

다행히 이 과정은 송금인이 직접 할 필요는 없고 송금을 담당하는 은행이 위탁을 받아 처리하게 된다. 필요 서류는 IRC, ERC, 납세 증명원, 소득 금액 증명원, 사업계획서, 투자신고서 등이며 은행에 사업계획서와 투자신고서 양식은 마련되어있다.

모든 서류 제출과 신고절차가 끝나면 은행 본점에서 송금 허가가 나길 기다리고, 승인이 나면 그 후 해외로 투자 송금이 이루어지게 된다. 보통 절차가 정상적으로 된다면 1~2일 내로 송금이 진행되고 현지에서는 DICA 에 금액이 들어오면 그때부터 바로 출금해서 사용할 수 있다.

이제 와서 다시 복기해보면 그다지 어려울 게 없을 과정이나 당시 나도 전혀 경험이 없었던 지라, 은행에 찾아가서 문의를 하고 준비를 하려 했었다.

그러나 앞서 말한 대로 자녀 유학 자금 송금 등의 단순 송금 업무 말고는 실제 은행 직원 분들도 이런 송금은 잘 해보질 않았던지라, 내가 상황을 설명하니 여기저기 문의 후 이러 이러한 서류를 작성해오라며 주었고 나 또한 그 서류를 받아보고 매우 막막했다.

용어도 어렵고 뭐 하나 잘못 기입하면 어쩌나 걱정이 들어 변호사에게 연락을 취했고, 변호사도 그런 업무는 대개 기업 회계팀에서 맡아서 하므로 정확한 사항을 알기 어렵다고 했었다.
여기 저기 자문을 얻던 중, 이번에는 현지 은행 지점장님으로부터 큰 도움을 받았다.

지점장님은 우리 회사의 첫 거래부터 그 동안 나의 노력을 잘 봐오시던 분이라 본사에 직접 자문을 구해주셨고, 현지 한국 은행에서 이 회사에 대한 베트남 내 서류가 완비되었고 베트남 내에서 증빙을 완료하였으니 절차에 따라 자금을 송금 받아야 한다고 요청해주셨다.

한국에서는 은행 본사에서 자금 출처에 대한 확인만 가능하면 송금을 할 수 있도록 도움을 주겠다고 하여, 가까운 지점에 연락을 해둔 상태로 내가 은행지점을 방문하여 은행직원과 함께 서류를 작성하고 송금을 하는 방식을 사용하였다.

우여곡절 끝에 해외 직접 송금을 진행하게 되었는데, 물론 은행 지점에 가서 송금을 진행할 때도 아주 순조롭지는 않았었다.

그 은행의 기업 담당 과장님도 해외 직접 투자는 경험이 없었던지라 본사와 계속 연락을 하며 도와주셨고, 지점장님은 손수 우리 회사 서류를 보며 신고 관계 서류 작성을 해주셨다.

투자자금 증빙을 위한 납세 증명이나 소득금액 증명 같은 경우 독자들의 경우는 크게 문제될 것은 없을 것이라 생각하니 따로 설명하지 않고 넘어가도록 하겠다.

그 이후로도 몇 번 더 송금하면서 해당 지점을 이용하였고, 덕분에 지금껏 은행 관련된 일은 큰 어려움 없이 진행하고 있다.

이제와 생각하면 지금은 수차례에 걸쳐 항상 잘 해결하고 있는 일인데, 당시만해도 처음 경험해보는 일이다 보니 그때는 자금을 송금하는 것조차 참 힘든 난관의 연속이었다.

앞서 한차례 언급했듯이 해외 직접 투자로 자금을 송금하면, 금융감독원의 위탁을 받아 은행이 자금 송금을 감독하는데, 분기마다 자금의 사용에 대한 감사도 은행에서 직접 진행한다. 그러나 실제로 투자를 해서 사업체를 영위하고 있다면 큰 문제가 될 것은 없다.

또한 세무서에 종합소득세를 신고할 때 해외투자 자금에 대한 세무신고를 함께 하여야 하는데 이때는 해외현지법인명세서와 해외현지법인재무상황표를 제출하여야 한다.

이 과정을 놓치게 되면 과태료 부과 대상이 되므로 해외직접투자를 한 경우에는 종합소득세 신고기간에 빠짐없이 챙겨서 신고하여야 한다.

IRC와 ERC, 그리고 90일 내에 실제 투자허가서 금액만큼 송금하는 것까지 모두 완료했다면 이제 진짜 외국인 직접 투자 법인을 설립하고 소유하게 된 것이다.

6) 회사 설립과 면허 취득

여기서 독자들이 그 동안 잠깐 잊었을 면허 인정에 대해 잠시 짚어보겠다.

앞서 설명했지만 혹시나 헷갈리는 독자들을 위해 다시 설명하자면, 회사를 만드는 것과 치과의사인 것을 인정받아 베트남 면허를 취득하는 것과는 전혀 다른 과정이다.

앞서 현지에 병원을 설립하여 운영하며 직접 진료하는 방식에 대한 여러 형태들을 설명하던 과정에서 내가 선택하고 진행한 외국인 직접 투자 법인에 대해 소개해 보았다.

이 법인 설립은 일반인도 가능한 부분이기 때문에 꼭 치과의사 면허가 필요한 것은 아니긴 하나, 예전에 언급했듯 이 사업에 대해 투자하고 운영하겠다는 허가를 받을 때 치과의사인 것은 분명 도움이 된다.

치과의사 아닌 일반인인 외국인이 굳이 베트남에 와서 치과 사업을 하려고 한다면 당국에서 외국인 직접 투자로 허가를 내줄 이유가 그다지 없기 때문이다.

이 과정 자체가 행정절차상 서류를 갖추면 응당 처리되는 과정이 아니라 투자국의 심사를 거쳐 허가를 받아야 하는 것이기 때문이다.

그러니 내가 직접 여기에 와서 진료를 하려고 한다는 것과 이 투자를 통해 현지인 고용을 늘리고 베트남 경제에 도움을 준다는 식으로 사업 계획서를 만들어 투자 허가를 받는 것이 외국인 직접 투자에 있어서 유리하다는 것이다.

따라서 회사를 설립함과 동시에 치과의사 면허 인정 과정도 서둘러 진행해야 한다.

차근 차근 읽어온 독자들이라면 이쯤에서 한가지 궁금증이 생길 것이다.

그럼 치과의사 면허 인정 과정이 선행되어야 하는지, 아니면 법인 설립 등이 선행되어야 하는가 하는 것이다. 실제로도 일을 진행할 때 이것이 중요한 쟁점이 된다.

사실 이 과정은 한국에서 치과의원을 개설할 때 보건소 개설 신고와 세무서 사업자 등록에서 무엇이 먼저냐를 따지기 어려운 것과 마찬가지 경우처럼 볼 수도 있다. 여기 가면 저게 먼저라고 하고 저기 가면 이게 먼저라고 하고 하니 말이다.

물론 아주 동일한 경우야 아니지만, 베트남 치과의사 면허 인정 과정에서 이런 일이 한번 발생하는데 법인 설립을 먼저 하기에는 사업계획서상 베트남에서 면허를 취득하여 일할 것이라는 증빙도 안될뿐더러 법인 설립에도 시간이 꽤 오래 걸리는데 치과의사 면허까지 또 시간이 걸리게 되니 이전에 말했듯 투자허가 기간 동안 임대료 부담 등이 생기게 된다.

또 전부다 완료된다 하더라도 영업허가가 언제 나올지 몰라 또 시간이 한참 소요되므로 전체 시간과 비용이 낭비되는 것을 어떻게든 줄여야 한다.

그렇다고 치과 의사 면허를 먼저 발급 받자니 노동허가서 제출이 필요한 것이 또 문제가 된다. 아무런 이유 없이 면허를 인정 받으려 하면 내 경험상 보건부에서 면허인정 자체가 반려되므로 베트남에서 취직해서 일하는 것을 조건으로 하여 면허를 신청해야 하기 때문이다.

그렇다고 취업한 회사도 없는데 노동허가서를 발급 받을 수는 없는 노릇이니 이 부분 또한 해결해야 하는 중요한 문제가 된다.

이때 만약 대행사를 이용하여 신청하게 되면 대행사가 본인들이 소유한 병원이나, 병원을 소유하지 않았다면 다른 병원이나 회사에 고용하는 것처럼 서류를 갖춰달라 부탁을 하고 비용을 지불한 다음 그 상태에서 노동허가를 진행하며 노동허가가 발급되면 그것을 증빙서류로 하여 면허발급을 진행하게 된다. 큰 틀에서 대행사의 방법은 보통 이런 식이다.

그러나 만약 독자들이 외국인직접투자 방식을 통해 본인의 회사를 설립하고자 한다면 법인을 설립하고 그 법인의 사업 목적과 서류관계를 이용하여 면허 인정과정을 시작하는 것이 바람직할 수 있겠다.

대행사가 행하는 방식도 그 자체로서는 효율적인 방법이기는 하나, 실제로 일하지 않으면서 세금과 보험료 등을 일시에 모두 납부해야 하는 등 기타 비용들이 들어가고, 대행사가 통역 수급 등에 있어 결과를 장담하지 못하는 일을 발생시키지는 않을지 등에 대해 잘 따져보고 심사숙고해야 한다.

면허 인정 과정은 잠시 뒤에 다시 언급하기로 하고 회사 설립에 관한 부분들을 이어가도록 하겠다.

법인이 만들어지고 나면 직원을 고용하고 일을 시작하기 위하여 해당 법인 자체에서 노동허가증 발급을 신청할 수 있는데, 이때도 중요한 것이 비자의 종류를 결정하여 진행하는 것이다.

보통 베트남을 입국할 때는 대부분 관광비자인 DL 비자로 입국하게 된다.

베트남은 일반 비자 발급 과정이 까다롭지 않으므로 여러 번 베트남을 다녀가시는 분들은 대부분 저렴한 비용으로 복수 관광비자를 신청하여 발급 받아 오시곤 한다. 베트남은 독특하게도 관광비자만으로도 부동산 매매 등의 거래를 할 수 있어 실제로 상주하면서 사업을 영위할 예정이 없다면 관광비자만으로도 왕래가 가능하다.

다만 사업체를 가지고 사업 활동을 하기 위해서는 어차피 DN 비자인 상용비자가 필요하다. 현재 우리 회사의 경우 회사 자체내에서 비자 및 인허가 서류 관련한 업무 일체를 직접 처리하고 있으나, 많은 사람들은 여러 비자 대행 업체들을 사용하여 복수 관광 비자를 발급 받는 방법을 이용해 체류기간 동안 이용하곤 한다.

비자의 발급처는 중요하지 않으며 기간이 긴 비자를 가지고 있는 것이 유리하기에 많은 이들이 이런식으로 진행하곤하나 우리 회사는 우리 법인에서 직접 상용 비자를 발급 받는 방식을 사용한다.
비자 관련 이슈들은 지금도 여러 가지 발생 중이어서 상용비자나 장기 관광비자 발급 등에 제한이 생길 것이라고는 하는데 아직 확정적으로 발표된 것은 없다.

이렇게 준비기간 동안 차근 차근 일을 진행하며 법인 설립을 진행하였고 법인 설립 후 직원들과 함께 상용비자 발급과 노동허가증 발급, 임시 거주증까지 모두 발급하여 외국인으로 베트남에 생활하는 것에 대한 번거로움을 자체적으로 해결하고 있다.

잠깐 조금 더 설명하자면, 베트남에서 일을 할 때 필요한 허가의 종류로는 비자, 노동허가, 임시 거주증이 있다.

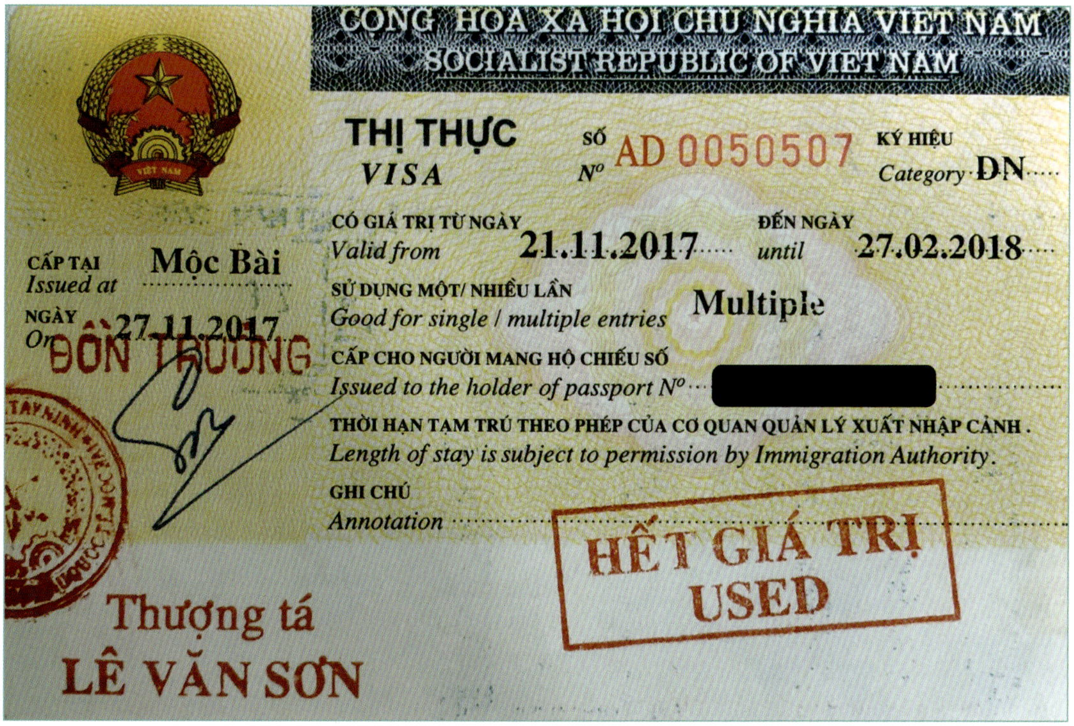

베트남 상용비자인 DN 비자이다. 상용의 경우 회사가 있어야 발급이 가능하고, 일반 관광비자는 여러 여행사를 통해 쉽게 발급이 가능하다.

우선 비자는 베트남 정부에서 정한 무비자 기간 이상으로 베트남에서 생활하기 위해서 반드시 필요하다.

단순한 관광비자부터 장기간 체류하며 사용 가능한 상용비자까지 있는데 단순 체류를 위한 복수 관광 비자는 발급처와 관계가 특별히 없으니 시중에 있는 비자대행 업체에서 발급받아 입국하여도 큰 무리는 없다.

업체에 신청을 하면 초청장과 함께 비자 서식을 보내주는데 기입하여 도착비자라는 형식으로 공항에 내려서 받게 된다. 상용비자의 경우 회사에서 초청장을 발급하여 한국에 있는 베트남 대사관에서 신청, 발급 받을 수 있다.

노동허가의 경우 상용비자와는 전혀 다른 개념인데, 개념을 설명하자면 상용비자는 사업을 목적으로 베트남에 방문하는 것을 허용하는 비자이고 노동허가는 베트남에서 급여를 받으며 생활할 수 있도록 적법하게 허가해주는 것이라고 보면 된다.

노동허가를 받는 과정은 서류상으로도 복잡하고 법인에서 실제로 증빙을 해야 하는 부분이 굉장히 많아 번거롭고 꽤 까다롭다.

한국의 치과의사 및 치과위생사를 베트남에서 고용할 때도 노동허가를 반드시 받아야 한다. 노동 허가 발급 후에는 보건부에 인력등록을 하게 된다.

또한 외국인 고용 제한이 있기 때문에 외국인 고용 쿼터를 미리 신청하고 승인이 되어야 그 쿼터 안에서 노동허가를 신청할 수 있고, 법인 규모에 비해 과도하게 많이 신청하였을 경우에는 반려된다.

말했듯 노동허가를 받는 과정은 생각보다 꽤 번거롭고 까다로운데 우선 법인 측에서 외국인 고용 쿼터, 정확히는 외국인 근로자 채용 허가라고 하는 것을 신청하여야 한다.

이것을 노동부나 노동청에 신청하여 인원 허가가 나오면 관리직, 전문가, 기술자 이렇게 나눠서 노동허가를 신청할 수 있게 된다.

관리직은 법인의 법인장 같은 직책에 해당하는데 법인장이 아니라 대표자일 경우는 노동허가가 면제된다. 이 부분은 법인의 형태를 어떻게 운영할지에 따라서 다른데 외국인직접투자로 회사를 설립할 경우에 대표자는 노동허가 면제, 법인장을 따로 임명할 경우 법인장은 관리직으로 노동허가를 받아야 한다.

노동허가 부분을 조금 더 설명하면, 전문가와 기술자로 분류하여 신청하는 것이 중요한데 기준은 대부분 쉽게 4년제 이상의 학사인가 아닌가를 보고 판단하면 된다.

대부분의 치위생과, 치기공과의 경우 3년제이므로 기술자로 노동허가를 신청하게 되고, 각 조건에 따라 노동부에서 정한 3~5년의 경력증명서가 필요하다.

나중에 이어서 설명하겠지만 치과의사 면허의 경우에도 경력증명서가 필요하다.

또 졸업증명서와 취득한 자격증 등이 필요하고 범죄경력 조회서와 건강검진 결과서가 필요하다. 한국에서 발급한 모든 서류는 예전에 설명했듯 번역공증과 영사인증을 받아야 한다.

이 서류들이 모두 구비되면 사업자등록증 (ERC) 와 함께 노동부나 노동청에 제출하면 노동허가가 발급된다. 이 과정에서도 물론 미비한 경우 반려가 되고 상기 과정 중 미비한 부분을 보완하여 다시 작업을 해야 한다. 문제가 없다면 발급에 1개월 정도가 소요된다.

이후 일정기간 동안 베트남에 체류하기 위해서 임시 거주증을 발급 받을 수 있는데, 회사에서 일을 하는 것을 증빙하는 비자와 노동허가가 있다면 임시 거주증이 필수적이지는 않다. 우리나라의 전입신고 개념에 해당하는 거주신고만 하면 큰 무리는 없다.

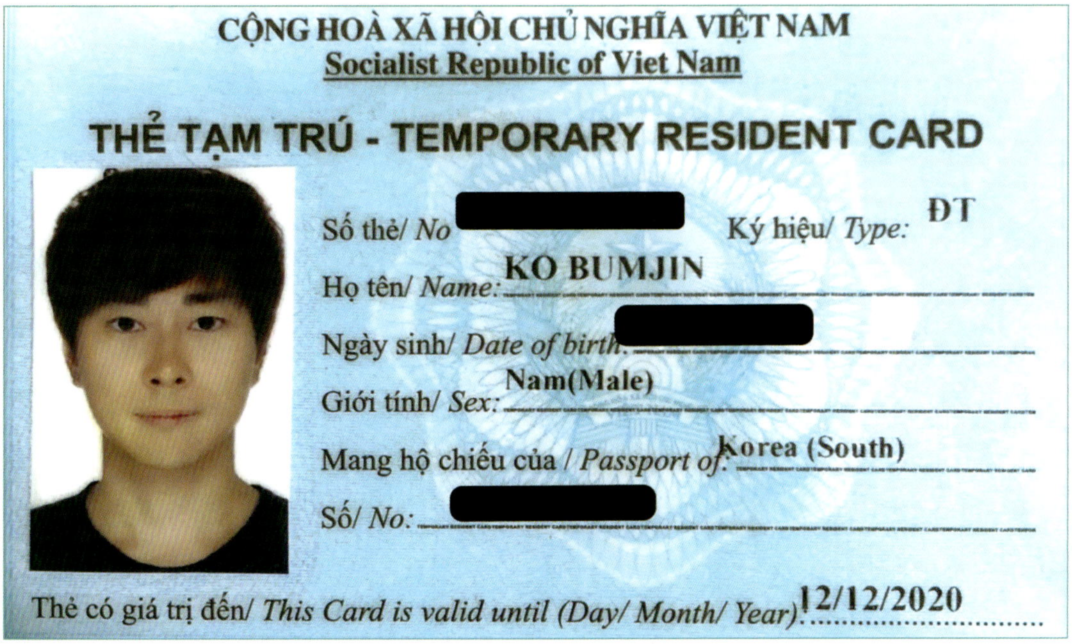

CỘNG HOÀ XÃ HỘI CHỦ NGHĨA VIỆT NAM
Socialist Republic of Viet Nam

THẺ TẠM TRÚ - TEMPORARY RESIDENT CARD

Số thẻ/ *No* Ký hiệu/ *Type:* ĐT

Họ tên/ *Name:* KO BUMJIN

Ngày sinh/ *Date of birth:*

Giới tính/ *Sex:* Nam(Male)

Mang hộ chiếu của / *Passport of:* Korea (South)

Số/ *No:*

Thẻ có giá trị đến/ *This Card is valid until (Day/ Month/ Year):* 12/12/2020

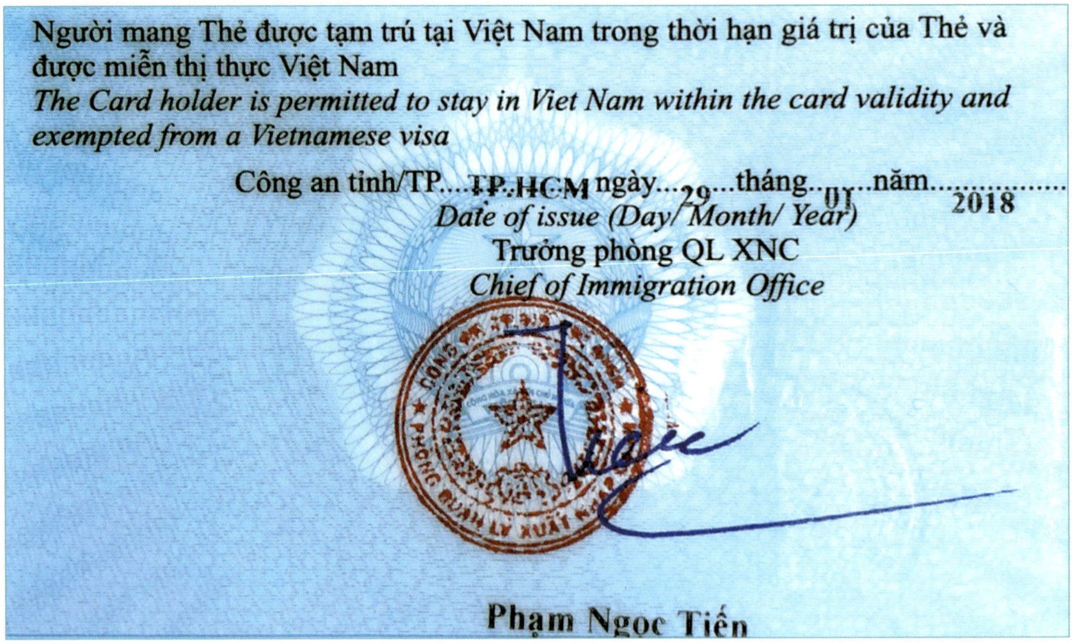
Người mang Thẻ được tạm trú tại Việt Nam trong thời hạn giá trị của Thẻ và được miễn thị thực Việt Nam

The Card holder is permitted to stay in Viet Nam within the card validity and exempted from a Vietnamese visa

Công an tỉnh/TP....TP.HCM ngày...29...tháng...01...năm.....2018

Date of issue (Day/ Month/ Year)

Trưởng phòng QL XNC

Chief of Immigration Office

Phạm Ngọc Tiến

베트남 임시거주증 사진이다. 우리나라의 주민등록증과 같은 개념으로 이해하면 된다.

임시 거주증은 영주권과 달리 영구히 거주 하는 권리가 아니라 조건부로 정해진 기간 동안 거주하게 해주는 것이라는 의미이기 때문에 임시 거주증 (Temporary Resident Card) 이라고 칭하는 것이지 임시로만 발급받는 것이라는 의미는 아니다.

이 또한 회사에서 발급을 지원하는 경우 여권 공증과 비자 공증, 회사 사업자 등록증과 노동허가증 공증, 한국 주민등록 등본 및 가족도 함께 신청한다면 가족관계증명서까지 필요하다.

가족은 노동허가가 없으므로 TT비자라는 가족비자로 거주할 수 있는데 관광비자와 마찬가지로 기간에 제약이 있어 계속 재발급을 받아야 하는 번거로움이 있으므로 임시 거주증을 신청하는 것이 유리하다.

이 과정까지 끝나면 직원들을 고용하여 일 할 수 있는 기본 사항 준비가 다 된 것이라고 볼 수 있다. 설명이 꽤 복잡했을 수 있는데, 실제 과정은 사실 더 복잡할 뿐더러 한 두명도 아닌 직원들의 각기 다른 서류들을 다루다가 미비 사항으로 반려라도 되는 경우 그 서류들을 다시 진행해야 하므로 그 과정이 굉장히 길고 힘들었다.

우리 병원의 경우는 병원 건물을 건축하는 것까지 동시에 진행하느라 그 쪽으로도 인력과 노력이 투입되고 있었기에 사업을 준비하는 3년여의 시간 동안 정말 정신 없고 힘든 시간들이었다.

여담으로 더더군다나 첫 번째 현장으로 잡았던 땅에서 공사를 하던 한국인 업체와 그 한국 공사 업체를 소개해준 모 업체의 현지 법인장이 우리 회사를 상대로 일을 꾸미는 것까지 발각되어 공사를 전면 중단하고 소송까지 진행하게 되면서 정말 포기하고 싶은 생각이 여러 번 들었었다.

이 소송은 최근에야 승소판결을 받았는데, 그 과정에서 협박도 당해 봤고 비용도 많이 소요되었으며 현재는 승소결과에 따라 비용을 회수하는 노력까지 또 하고 있으므로 지금 생각하면 어찌 그 과정을 다 지나왔나 싶다.

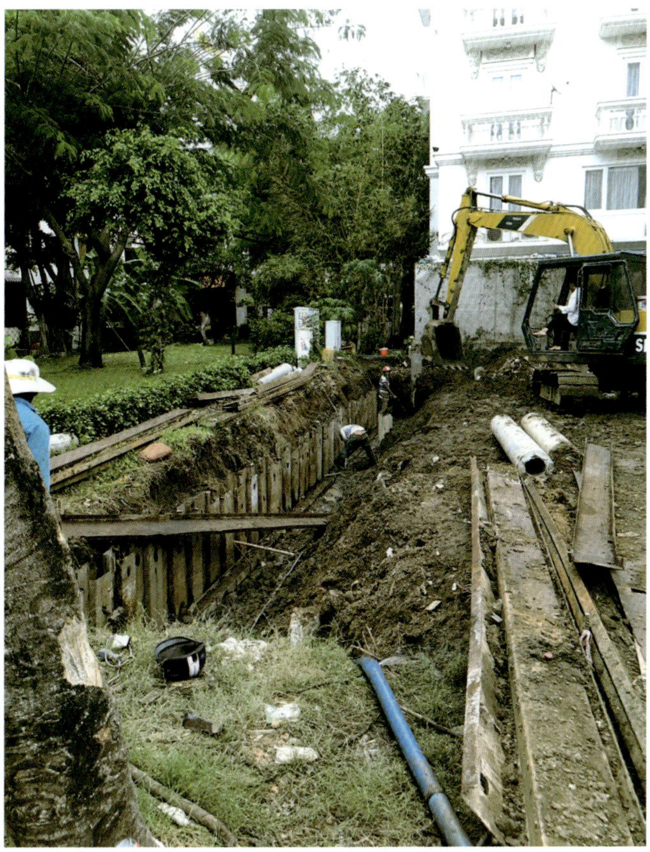

처음 공사를 진행하던 현장이다. 지금까지 공사현장은 방치되어 있는 상태이다.

어찌됐든 직원들과 가족들에 관한 부분까지 이렇게 진행하고 나면 시간이 걸리고 노력이 소요되기는 하나 채용과 거주에 큰 무리는 없다.

치위생사 면허가 특별히 따로 없는 나라이다 보니 위생사의 자격과 관련한 문의들을 하는 경우가 있는데, 앞서 말했듯 이곳에도 그에 준하는 자격증이 있고, 본인의 직무와 경력에 따라 노동허가도 발급될 수 있으니 보건부에 인력을 신고, 등록하고 그 적법한 범위 내에서 근무를 하면 되는 것으로 이해하면 된다.

현지에 있는 곳들 중 이러한 과정을 모두 단독으로 처리하기 쉽지 않다 보니 우선 현지인 명의로 치과를 쉽게 개설하고, 외국인 고용의 경우는 절차가 간편한 다른 회사에 서류상으로 취직을 시킨 다음 치과에서 일하게 하는 방법을 사용하는 치과들도 존재한다.

이것과 관련해서는 대한민국 영사관과 함께 더 적법하게 활동하기 좋은 환경을 만들기 위해 방법을 긴밀한 협조를 통해 논의하고 있다.

생소하기도 하고 꽤 복잡한 이야기들이었을 수 있겠지만 해외에서 사업을 정식으로 하기 위해서는 꼭 알아두었으면 하는 부분이니 자세히 숙지하고 있었으면 하는 바람이다.

다시 면허 인정의 자세한 방법으로 넘어가 보자.

앞서 설명했듯 외국 국적의 의료인이 베트남에서 면허를 인정받기 위해서는 전문 통역이 필수적이다.

그러나 통역의 경우 자격 요건이 까다로워 현실적으로 직접 구하기가 굉장히 어려울 수 있는데, 이것에는 왕도가 없다.

법률상 의학 관련된 전공자이거나 종사자 중에서 영어시험을 합격해 자격증이 있으면서, 다른 외국인의 면허에 매칭되지 않고 앞으로도 다른 외국인 면허에 매칭될 계획이 없는 사람을 찾아야 하는데 이것이 현실적으로 많이 어렵다.

나도 처음에 이 과정에서 시간이 많이 소요 되었고 우여곡절 끝에 간신히 통역원을 구할 수 있었다.

흔히들 오해를 하고 필자에게 묻는 것 중에 한국말이나 영어를 잘하는 베트남 사람들이 많고 어차피 통역을 구해서 병원에 채용해야 하는 건데 그 통역을 구하는 게 그리 어렵냐 하는 경우들이 있는데 이는 면허인정을 위한 통역의 자격요건을 자세히 모르고서 하는 소리인 것이다. 이처럼 통역원이 확보되고 나면 비로소 면허 인정 서류를 보건국에 제출할 수 있다.

우선 서류들에 대해 간략히 설명을 덧붙이고나서 면허 인정 과정 중에 있었던 일들을 소개해보겠다.

- 치과의사 면허증 : 치과의사 임을 증명 해야 하는 가장 우선적인 자료이다.
- 대학 졸업 증명서 : 치과의사 면허증 만으로 증빙이 되긴 하나 면허 인정의 경우는 경험상 대학 졸업 증명서도 같이 첨부하여야 만약의 경우에 대비할 수 있다.
- 전공의 수련 이수 증명서 : 필수 자료는 아니나, 있다면 첨부하는 것이 좋다. 전문성을 입증하는 자료 중의 하나로 쓰이기도 한다.
- 기타 전문성 / 임상 경험을 증빙할 수 있는 각종 서류 : 많으면 많을수록 좋은 것이 정답이나, 서류 비용이 계속 증가하므로 필자는 큰 학회 회원증 정도로 준비했었다.
- 54개월 이상 경력 증명서 1부 : 경력증명서의 경우는 베트남 치과의사 면허 제도에 대한 이해가 필요한 부분인데, 결론적으로 54개월 이상 경력이 있는 치과의사라면 가능하고, 특별한 양식이 없으므로 스스로 경력증명서를 작성해도 된다. 봉직의라면 해당 소속 병원의 원장님이, 지난 경력들은 지난 병원 원장님 이름으로 경력을 증명하면 된다. 기본적인 양식이나 준비에 필요한 사항들은 실제로 실무를 맡아서 하는 조력자가 상세히 준비해 줄 수 있는 부분이다.
- 범죄경력조회서 1부 : 범죄경력조회서는 노동허가 발급이나 거주증에도 필요한 서류인데, 독자들 중에 범죄 경력이 있는 경우는 없을 거라 생각한다.
- 여권 전체 사본 1부 (겉면 포함 여권 모든 페이지) : 처음에 이 부분이 좀 낯설었는데, 앞에 영사인증을 설명할 때 소개한 적이 있긴 하다. 업체를 통해 영사인증 과정까지 진행하게 되는데 한국 업체들도 여권 한 장 한 장을 다 번역하여 공증하기는 불가능하다고 말을 한다. 나도 처음에 여권 전체가 아니라 인적 사항이 나온 면만 하는 걸 잘못 들었다 했는데 전체를 겉면 포함 공증하는 것이 맞다. 한국의 일반적인 번역공증, 영사인증 업체들이 난색을 표하거나 비용이 수십만원 든다고 설명하는 경우가 많다. 이 부분은 현지에서 해결 가능한 방법을 찾을 수 있다.

– 영어시험 자격증 (본인 및 통역) : 몇 차례 소개하면서 언급했듯 지속 고용 가능하고 적절한 자격을 가진 통역을 구하는 것이 녹록치는 않다. 필자도 이 부분으로 고생을 한 이후에 자체적으로 통역원을 양성해야겠다는 생각을 하게 되었다고, 현재는 직접 양성한 통역원들을 보유하고 있다.

서류를 준비하면서 겪는 일들은 대부분 과정이 어려워서 불가능하다기보다는 경험이 없기에 불안해 하는 것이 더 크다.

또 바로 바로 피드백을 받을 수 없는 현지 특성상 더 불안하기도 하다.
그리고 막상 서류를 접수해도 접수가 잘 된 것인지 진행은 어느 정도 된 것인지를 확인할 수 없다는 점이 큰 불안감으로 다가오게 마련이다.

어찌됐든 성공적으로 서류를 갖췄다면 이를 보건국에 접수해야 하는데, 사실 이 과정은 안타깝게도 외국인인 독자들이 직접 처리하는 것이 불가능할 것으로 사료된다.

법인이 설립되어 이것을 담당할 직원이 있다면 담당 부서로 서류를 발송하고 담당 직원과 긴밀히 연락하면서 일처리가 되도록 해야 한다. 반송된다면 반송 사유 등을 한번에 명확하게 파악하여 보완하여야 하고 경험상 중간에 너무 자주 재촉하듯 물어서도 안 된다.

베트남 공무원의 일처리 방식, 그리고 그들에게 그다지 중요하지 않은 외국 의사들의 면허 인정 과정을 한국식 사고방식과 행정 일처리 수준으로 이해해서 접근 했다가는 낭패를 볼 수도 있다.
또 섣불리 뒷돈을 주려고 하거나 검증되지 않는 방식으로 접촉을 하려 하면 되려 역효과가 날 수도 있으니 반드시 주의하여야 한다.

외국인 투자 법인을 만들고 치과의사 면허를 인정받는 세세한 과정까지 숨가쁘게 설명해보았다. 내용 중 다소 중복되는 절차나 설명들이 있다면 그만큼 중요하게 매번 처리해야하기 때문이라고 받아들였으면 한다.

Chapter 4

견제와 경쟁, 그 두 가지 얼굴

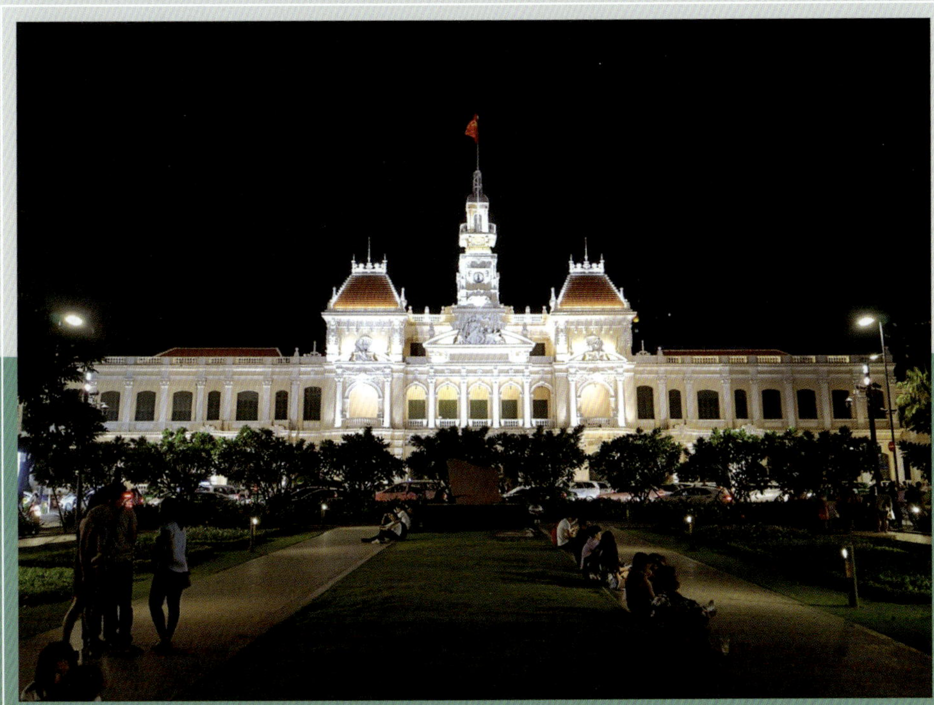

4. 견제와 경쟁, 그 두 가지 얼굴

1) 해외로 가는 치과의사들

치과의사가 한국에서 병원을 접고 다른 일을 하거나 다른 나라로 이주하는데에는 몇 가지 대표적인 이유가 있다.

주변의 예를 한번 들어보자면, 가장 많은 해외이주의 경우는 역시 본인의 학업에 관한 부분이다. 의료인인 독자들은 잘 알겠지만 의료인의 면허는 그 전문성만큼이나 지역적인 한계가 뚜렷하다.

의학이라는 학문의 갈래가 애초에 같은 계통에서 나온 것이라고 하더라도, 각 나라별로 적용되는 과정이나 전문성의 수준차이가 상당히 많고, 엄격한 관리가 되지 않았다가 만약의 사태라도 발생한다면 국민건강보건에 심각한 위협을 끼칠수도 있기에 세계화시대에 아무리 나라간의 장벽이 허물어지고 있다고 하더라도 아직까지는 굉장히 폐쇄적이고 보수적일 수밖에 없는 분야라고 하겠다.

이는 비단 의학분야 뿐만아니라 각 분야별로 전문성이 요구되는 전문가 영역에 고루 적용되는 내용이기도 하다.

어찌됐든 의료인의 경우 해외에서 적용 가능한 의료인 면허가 없이는 자신이 속한 분야에서 활동을 제한 받을 수밖에 없기 때문에, 만약 장기 이주가 되었든 아니면 단기적인 연수가 되었든 의료인이 해외로 이주한다는 것은 특별한 직업과 수입원이 없는 생활을 하게 된다는 것을 뜻한다.

학업과 같이 정해진 기간 동안만 체류하며 목적을 이루고 다시 돌아오는 경우가 가장 많은 이유이기도 하다.

물론 애초에 현지에서 활동할 목적으로 학교에 새로 입학을 해서 학업을 마치고 면허를 취득하여 미국 등 원하는 다른 국가에서 활동을 하는 경우가 없는 것은 아니지만, 언어적인 문제를 완벽히 해결하는 것이 사실상 불가능하고, 다른 문화권에서 단순히 면허만 있다는 것으로 한국에서 하던 의료인으로서의 사회적 역할을 하는 것은 더더욱 힘든 일이라 하겠다.

또한 한국에서 오랜 세월 학업을 마치고 다시 다른 나라에 가서 그 학업을 다시 한다는 것은, 생각하기에 따라서 상당히 많은 시간과 비용이 소요될 수 밖에 없을텐데 과연 투자하는 것에 비해 효율적인가 하는 의문이 든다.

따라서 이런 장기간에 걸친 해외 학업 계획이 본인 자아실현의 최고 목표인 경우를 제외하면 사실상 단기적으로 목표를 달성하고 체류기간 동안 예산을 정해 머물고나서 한국으로 돌아오는 경우가 해외 이주의 가장 많은 경우일 수 밖에 없다.

치과계에 한정지어서 보고 있는 내 좁은 견해일지 모르겠지만, 치과의사들의 경우 해외에서 치과업을 하기 위해 장기간 해당 국가에서 학업을 마치고 정착한 경우는 결코 많지 않다.

편입 등의 방식으로 학업 기간을 단축시키고 전문과목들의 시험을 본 후 면허까지 취득할 수 있는 북미 국가들에서 활동하고 계신 몇몇 분들을 제외한다면, 미국 등지에서 왕성히 활동하는 한국인 치과의사들은 실제 그 나라 교포들이거나 조기 유학생인 경우들이 많다.

여담으로 흥미로운 것은 그런 조기 유학생들이나 교포들 중 한국에 와서 치과의사 활동을 하고 싶어 하거나 이미 하고 계신 분들도 많다는 것이다. 어디서는 나가고 싶어하고 어디서는 들어오고 싶어하는 것이 참 요지경이기도 하다.

그 다음으로는 사실 어떤 경우가 많다고 하기 어려울 정도로 경우의 가짓수가 드물다.

일명 기러기 아빠라고 하는 형태가 많기는 하지만 이것은 치과의사가 해외 진출한 경우가 아니기 때문에 논외로 하는데, 반대로 생각해서 자식의 교육이 목적이라서 해외진출을 하고 싶어하는 경우가 많기도 하다.

초반 1~2년은 병원 생활을 접고 같이 해외에 나가서 생활을 하고 정착을 하고 나면 가장인 치과의사가 다시 돌아와서 경제활동을 이어서 하고 가족들은 현지에 남는 경우들도 있다.
또는 부부 중 한 사람의 직업상 이유로 해외에 거주하게 되어서 당분간 치과의사의 활동을 중단하고 해외에서 생활을 하고 있는 경우도 있다.

마지막으로 떠오르는 것은 조금 안타까운 경우이다.

한국에서 어떤 문제가 발생하여 경제활동을 할 수 없게 된 경우 중국이나 동남아 등지로 떠나 현지에 정착해 있는 경우이다. 상당히 안타까운 경우인데 생각보다 제법 이런 경우들이 있다. 어느 나라가 되었든, 역량껏 기회를 찾아서 활동할 수 있다면 잘된 일일지도 모르겠다.

그러나 해외에 진출해서 정당한 방식으로 활동을 하는 것은 그다지 쉬운 일이 아니다. 과거 중국에서 진료하는 것이 화제가 되었을 당시, 문제가 불거진 부분들이 몇가지 있었다.

첫째로는 면허취득과 연속된 진료를 보장받을 수 있는지에 대한 문제인데, 중국의 경우 지역별로 제한된 기간 내에 진료를 할 수 있는 면허가 있었던 것으로 알고 있다.
그러나 이 과정이 대부분 브로커라고 하는 사람들에 의해 진행되고 어느 병원에서 진료를 하는지도, 진료의 내용도, 수익의 배분도 모두 이 브로커를 통해서 이루어지다보니 많은 치과의사들이 오랜 기간 역량을 마음껏 펼치기 어려웠고, 부당한 대우를 받기도 하였다.

현실이 이렇다보니 한국에서도 정상적인 경제활동이 가능한 치과의사들은 더 이상 중국에서 진료를 하는 것에 큰 장점을 느끼지 못했고, 결국은 그렇게라도 계속 진료를 할 수밖에 없는 처지의 치과의사들만 남게 되는 일이 생기기도 하였다. 중국에서 활발히 역량을 펼치는 훌륭하신 선생님들 역시 여전히 많은데, 사드 문제가 터진 후 중국에서 활동이 점점 더 어려워지자 그 중 몇이 동남아 쪽으로 넘어오기도 했다.

두번째 문제는 외환관리법 위반 소지에 대한 것인데, 치과뿐만 아니라 원정 수술을 가는 성형외과의 경우도 수술이나 진료를 하고 현금으로 급여를 수령하여 가지고 들어오는 경우들이 더러 있었다고 한다.

이런 문제는 조금만 신경쓰면 적법하게 처리할 수 있는 부분이긴 한데, 대부분 해외직접투자를 통한 정식 사업이 아니기 때문에 이익금의 회수 부분에 있어서 처리하기 곤란했던 것으로 알고 있다.

베트남에 관심을 보이시는 분들이 처음 묻는 질문들 중 베트남에서 번 돈은 한국으로 못가져 가는 거죠 라는 질문이 꼭 끼어있는 이유가 중국의 경우에서 보고 들은 바가 있기 때문이다. 그러나 그 방법이 잘못된 것이었기에 그런 것이지 정당한 투자에 대한 이익을 회수하지 못할 이유는 없다.

어찌됐든 위와 같은 문제점들이 발생하는 경우를 포함하여, 과거에 떠밀리듯 중국과 동남아 등지에 진출해 있는 경우는 실제로 안타까운 사연을 가진 경우들이 많이 있었다.
이런 일들로 인해 해외의료기관이 진료에 대한 신뢰를 쌓기 어려울 수 밖에 없었기에, 훗날 내가 베트남 시장에 진출을 하면서 녹록치 않은 현실을 마주하게 되는 이유가 되기도 했었다.

과거에 호주 치과의사 진출이 붐을 일으켰던 시절이 있었다. 지금 생각하면 참 우스운 해프닝이었다. 당시에 꽤 조직적으로 준비해보려는 치과의사들이 있었고 나름 상당 부분 진행도 했었던 것으로 안다.

그러나 결과는 모두 알고 있는 것처럼 말그대로 해프닝으로 끝났다. 들리는 말로는 당시 국내 유명대학이 치과대학 설립을 추진하려고 하자, 조직적인 차원에서 한국의 치과시장은 현재도 포화상태라 이렇게 많은 치과의사들이 해외로 나가려고 한다는 현실을 보여주기 위한 용도였다는 소문도 있다.

물론 그것이 사실인지 이제 와서 굳이 들춰 확인해 볼 이유는 없지만, 당시 치과의사 사회 내부에서 일어났던 해외진출 붐이 시사하는 바는 매우 크다.

어쩌면 한국 사회에서 치과의사라는 직업은 어느 정도 선망의 대상인지도 모르겠다.

일부 치과의사들의 잘못된 행태로 인해 대중들로부터 사회적으로 지탄받기도 하고, 이른바 돈만 밝히는 이빨쟁이가 무슨 의사냐하는 말에 상처받는 치과의사들이 많은 것이 실제 현실일지도 모르겠지만, 아마 자기 자식이 치과의사를 할 수 있다고 하면 굳이 말릴 만한 사람들이 많을까 하는 의문이 생기는 것이 한국 사회 특징적인 모습이다.

그런데 그런 치과의사들이 한국을 떠나고 싶어하는 욕구가 많다는 것을 쉽게 이해하기는 어려울 수도 있다.

2) 해외진출을 향한 목소리

당시 상황은 돌이켜볼수록 뭔가 참 아리송한 일이었다.

단순히 서구 선진 사회에 대한 동경인가, 아니면 그 옛날 사대주의의 잔재가 아직 남아있기 때문일까 라는 것만으로 치부하기에는 호주 진출에 관심을 보이는 정도가 그저 막연한 바람 수준을 넘어서는 단계였다.

그러나 이때는 실제로 공부를 준비하던 치과의사들이 가장 크게 장벽에 부딪히게 된 것이 영어였다. 호주의 치과의사 면허인정 시험을 하려면 굉장히 높은 수준의 영어능력을 요구한다.

IELTS라는 시험을 보고 일정 수준이상의 점수를 받거나 OET라고 하는 시험을 따로 봐서 영어능력을 검증 받아야한다. 시험관과 1:1 면접도 봐야하는데 굉장히 까다롭기 때문에 어느 정도 영어를 잘하는 수준으로는 불가능할 정도라고 했으니 말이다.

지금에 와서 생각해보면 치과의사들의 조직적인 준비와 함께 영어 소통에 관한 부분들에 대해 국가 또는 협회간 실제적인 노력이 뒷받침 되었다면 조금 수월해졌을지도 모를 일이었겠지만, 영어권 나라에서 활동하려고 하는데 영어가 원활하지 않은 사람들을 그것도 치과전문의료인을 받아주는 일이 쉬웠을까 하는 생각도 든다.

나는 그런데 이 대목에서, 그때도 지금도 드는 한가지 생각이 있다.

치과의사는 치과의사의 길을 원해서 열심히 노력한 훌륭한 분들도 많지만, 치과라는 것을 잘 모르는 상태에서 이 길을 선택한 사람들도 상당히 많다. 나 또한 다르지 않다.

그러나 그런 경우라고 하더라도 이 긴 길 위에서 여러 선배들의 뒤를 따르며 점점 더 좋은 의료인으로 성장하는 것이라고 생각한다.

반면, 그 길에서 일어나는 여러 가지 일들이 개인적 성향과 맞지 않아서 고뇌하고 고통 받는 여러 동료들을 보았다. 누군가는 임상에서 부딪히는 한계 때문에, 누군가는 경영상에서 오는 어려움 때문에, 누군가는 환자들을 대하는 방식에서 오는 어려움으로 인해서 어려움을 겪는다.

해외진출에 대해 고민하는 여러 치과계 선후배들을 만나서 나눈 이야기들은 그 숫자만큼이나 다양한 이유를 갖고 있었다.

임상을 하는 것은 정말 좋은데 사람을 대하는 것이 어렵다고 토로하던 한 선배는 진료는 진짜 열심히 할 자신 있다며 기회가 없겠느냐고 했고, 또 어느 분은 진료를 하는 것이 이제는 한계가 오는 것 같다며 현지 치과의사들을 교육할 수 있는 기회를 주면 열심히 할 수 있겠노라고도 했다.

또는 진료도 경영도 다 할 각오가 되어 있는 대신 한국보다는 조금 여유롭게 생활하고 싶은데 가능하겠느냐는 질문도, 치과라는 플랫폼을 이용하여 의료경영회사를 하는 것에 아이디어가 있다며 본인을 참여시켜 달라는 경우도 있었다.

저마다 다양한 이유들로 해외진출을 생각하고 있었지만, 그래도 그 중에 대다수는 임상을 놓지 않으려고 한다는 것이 놀라웠다.

한국에서 치과의사 생활을 하는 것에 염증을 느껴서 해외로 진출하고는 싶으나 송충이는 솔잎을 먹듯, 가장 잘 알고 잘 할 수 있는 일을 계속 하려고 하는 것이다.

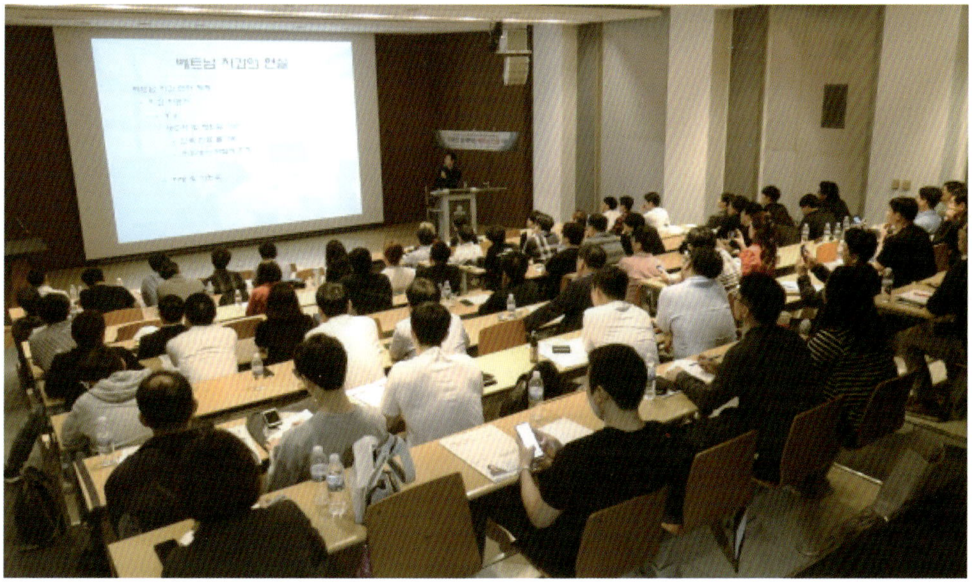

내가 2019년 5월 개최한 베트남 해외진출 세미나에 참석한 치과의사들의 열기가 뜨겁다.

새로운 도전이라는 부분에서, 나와는 시작점에서 조금 차이가 있었다.

나도 그렇고 우리 구성원들도 그렇고, 어쩌면 치과의사로서 부끄러운 말일지는 모르겠으나, 사실 임상적인 진료를 통해 해외에서 큰 목표를 이루고자 하는 뜻이 많지는 않았었다.

베트남에서 한국 치과의사가 정당한 절차를 통해 직접 진료할 수 있으므로, 정식으로 면허를 취득하여 해외라는 환경에서 보는 불이익을 줄이고 현지의 생리를 먼저 정확히 파악하는 것이 첫 발판으로 중요하다고 생각했을 뿐이다.

베트남 시장은 다행히 아직 한국의 의료가 확실한 우위를 점하고 있으며 사회 전반적으로도 그에 대해 호의적인 분위기이므로, 현재는 우리도 현지 사회에서 왕성히 진료를 하고 있다.

그러나 앞으로 계속 지점 확장을 하면서 기업의 규모를 키워나가면서 부터는 어차피 지금 우리 구성원들만으로는 역부족일테고, 반드시 한국의 우수한 의료진을 계속적으로 영입해야만 할 것이다. 우리는 그 단계에서 치과 운영에 대한 전반적인 부분을 책임지고 수행하는 역할을 목표로 하고 있다.

이러한 접점에서 내가 원하는 그림이 만들어졌던 것이다. 현지에 먼저 진출하여 기반을 다지고 기업과 브랜드의 가치를 올리고 나면 내가 만든 플랫폼내에서 한국의 우수한 치과의사들이 진출하고 우리 회사는 그에 대해 전반적인 부분을 지원하는 형태로 운영한다면 한국에서 해외 진출을 원하는 치과의사들이 원하는 임상적인 활동은 그대로 하면서 조금은 여유로운 생활도 할 수 있는 돌파구가 마련될 수 있지 않을까 생각했다.

또 이것이 한국의 치과의사가 한국 치과계에 대해 해야 할 의무라고 생각한다.

3) 교민사회로의 진출, 그 험로를 딛다

처음 베트남 시장에 대한 조사를 시작하고 한인 시장에서 먼저 안정적인 정착을 시도한 후 그를 발판으로 현지 시장으로 확장을 하기로 방향을 결정했을 때 주변에서 많은 우려로 해준 말 중에 제일 많이 들은 것이, 이미 호치민에 한국 치과가 제법 많이 있는데 안타깝게도 잘 안 되는 곳들이 대부분이고, 한국 사람들도 그냥 한국에 갈 때 몰아서 치료를 받고 오거나, 현지 치과도 잘하니 그 곳으로 간다는 것이었다.

대중들의 오랜 인식을 개선하는 것은 상당히 어려운 일이었다.

교민 사회라는 특수성에 대해 충분히 이해하기 어렵기도 했었고, 오랜 불신의 벽 또한 생각했던 것보다 훨씬 더 높았다.

오히려 주변치과들의 비방과 음해는 생각보다 많지 않았고 어느 정도 예상하고 각오했던 수준 정도였다. 그도 그럴 것이 그들이 우리와 정면으로 충돌할만한 요소들은 굳이 없었기도 하고, 있다고 하면 우리가 하는 홍보 기법이나 행사의 내용들을 따라 하는 정도였다.

그러나 일반 대중들 사이에서 이유없이 생기는 악의적인 소문과 비방을 애써 참고 견디기 어려웠다.

교민사회는 그 사회가 크던 작던 교민사회가 갖는 특수성이라는 것들이 있는 것 같다.

다른 나라의 교민사회를 모두 겪어본 것은 아니지만, 해외살이를 시작하고 나서 비슷한 삶을 사는 다방면의 사람들을 만나보면서 크게 공감한 부분들이었기에 각자의 특수성을 가지고 살아간다는 것을 알게 되었다.

한 도시에 형성된 한인 교민사회로는 LA에 이어 두번째 수준 규모라고 하는 호치민의 교민 수는 각 자료마다 상이하지만 보통 10~15만명 정도로 추산한다.

자료마다 차이가 나는 이유는 여러 가지 있겠지만, 베트남의 경우는 재외국민 등록이나 베트남 현지 거주증을 발급 받지 않더라도 장기간 체류가 가능하거나 심지어 경제활동도 어느 정도 가능하기 때문에 정확한 집계를 하기 어렵다.

그러니 아마 어느 정도 소비활동을 하고 있는 한인들의 숫자까지 감안한다면 15만명을 웃돌 수도 있을 것 같다. 그렇다보니 어느 정도 한국 교민들만을 대상으로 보더라도 시장성과 잠재력을 높게 평가할 수 있는 긍정적 요소로 분석될 수도 있다.

반면 정확하게 집계되지 않고 교민보호가 어려운 실정이라 거주하는 교민들 사이의 사건 사고가 끊이지 않고, 동남아 특유의 사건들까지 꼬리를 물고 일어나는 단점도 있다.

베트남의 경우 상당한 숫자를 이루는 교민들 중 한-베 가정의 숫자가 제법 된다.

근래에 들어서는 사업적인 목적과 기회를 찾아 이주하는 경우가 상당히 많고, 국내 기업들의 진출이 활발해지면서 주재원의 비율도 높아지고 있다. 또 기업 진출이 활발해지면서 금융이나 관련 서비스업 등 연관 기관들의 진출도 상당히 활발해지고 있다. 그러나 베트남에 오래 거주하신 한인분들의 경우는 한-베 가정을 이루고 터전을 닦으신 분들이 제법 계시다.

이런 경우 교민사회 다문화가정의 문화적 특성에 대한 이해가 필요했고, 한국 사회와 오래 단절된 삶을 사신 분들이 겪지 못한 한국의 빠른 변화에 대해서 우리가 먼저 이해시키는 것도 필요했다.

단적인 예로 이가 모두 썩은, 정말 과장이 아니라 20개의 유치가 전부 썩어서 잇몸에 고름이 잡히고 뿌리만 남은 8살 아이를 데려온 나이 지긋한 아버님에게 치료를 하기에도 늦어서 더 늦기 전에 발치해야 할 수준이고 발치하지 않으면 다른 합병증이 걱정되는 수준이라고 설명하자 베트남 치과에서 오래된 교수가 어차피 빠질 치아니까 치료 안해도 된다고 했는데 왜 빼자고 하냐며 새로 생겼다고 해서 와봤더니 역시 교민들 등쳐먹고 돈 뜯어가는 사기꾼 놈들이라는 소리까지 직접 대놓고 들어봤으니 말이다.

참으로 힘든 과정들이었다.

과거 한국에서 이른바 Dental IQ 라고 하는 구강건강에 대한 이해 수준이 높아지기 전에 겪었던 일들을 다시금 겪고 있는 것 같다.

또한 한국의 경우 정책적으로, 또 조직적으로 계속해서 계몽을 하고 구강위생 수준을 높이기 위한 노력을 해온 것과 다르게 베트남은 그런 대중의 이해를 높이기 위한 노력조차 아직은 부족하기에 개인의 노력만으로 어려운 점이 많았다.

물론 한국에서도 아직 치료의 필요성을 모두 알지 못하여 현장에서 겪는 어려움이 많은 것을 잘 알고 있다.

그러나 전반적으로 건강하게 사는 것에 대해 인식개선이 이루어졌고, 방향이야 모든 치과의사들이 동의하기 어려울 수 있겠지만 정책적으로도 보장성을 확대하는 노력이 지속되고 있다.

다소 부족한 면이 있고 대중의 지지를 모두 받지 못한다 하더라도 치과의사들의 단체 행동과 협회나 조직 차원의 노력도 계속해서 하고 있다.

그러나 이러한 한국의 많은 발전과 변화를 체감하지 못하고, 단절된 상태로 수십년을 살아오신 분들의 경우 아직도 그때의 사고방식에 머물러 계신 경우가 많다.

또한 해외에서 좁은 사회적 관계 속에서 살다 보니 아집과 독선이 상상이상으로 강해진 경우도 많다. 게다가 베트남 사회 전반의 특수성에 익숙해지신 상태라 이 인식의 개선은 정말 쉽지 않은 일이었다.

물론 그 환자 보호자의 말을 그대로 모두 믿을 수는 없기에, 그 베트남 교수라는 하는 분이 볼때도 더 이상 손쓰기 어려운 상태인데다 이미 이런 상태를 가진 아이를 데려온 보호자에게 치료해야 한다고 설득도 어려울 것 같으니, 어쩔 수 없이 빠질 때까지 그냥 두라고 한 말이지 않을까 생각되는데, 본인 듣고 싶은 대로 듣고 이해하고 싶은 대로 이해하고 받아들인 것이 아닐까 싶다.

반면 베트남 어머님은 양치질을 왜 해야 하는지에 대해 이해를 못하고 아이들에게 시키지도 않아서 이가 상당히 많이 썩어버리게 된 것을, 주말마다 집에 오시는 한국인 아버님이 보시고서 그제서야 부랴부랴 기겁을 하시고 아이를 병원으로 데려와 힘들게 치료를 마친 아이들도 많다.

이러한 다문화가정이 가진 특성, 구강보건에 대한 인식 개선이 더디고 위생 수준의 개선이 어려운 상황을 문화적 차이라는 말로 표현하는 것이 맞는지 모르겠지만, 이러한 문화적 차이를 극복해나가는 현실이 어려웠다.

이런 문화적 차이, 인식의 차이를 볼 때, 현지에 지점을 확장한다면 어떤 전략을 사용하여 수요를 일으킬 것인가에 대한 부분도 도전의 연속이었다.
이제는 이런것들도 경험적인 부분에 있어서 값진 시행착오를 겪게 된 것이라고 생각한다.

한-베 가정의 경우가 아니더라도 교민사회가 갖는 특징들이 있다.

교민사회는 속된 말도 한 두사람만 건너면 모두 알만한 사람들이라고 할 정도로 정말 좁은 사회이다. 특히 한국에서 개인병원을 하며 내가 가진 인간관계 위주로만 생활하고, 그렇게 하더라도 별다른 어려움이 없었을 치과의사들의 시선에서 보면 굉장히 피곤하고 힘든 사회일 수도 있다.

게다가 우리처럼 대외적으로 대대적인 홍보를 하며 우리 얼굴을 알리게 된 경위는 무슨 대단한 유명인사도 아닌데 여간 불편한 것이 한 두가지가 아니다.
길거리를 지나면 여기저기 내 얼굴이 붙어있는 홍보물이 있어 괜히 행동거지를 더 조심하게 되고 한국인들이 모인 곳은 괜한 구설에 오르내릴까 싶어 피하게 된다.

이렇게 좁은 교민사회이다 보니 조금 독특한 성향을 가진 분들도 종종 만나게 된다.

어느 식당을 가든, 판매점을 가든, 병원을 가든지 입버릇처럼 '교민사회에서 이렇게 해서 어쩌려고 그러느냐, 소문나면 감당할 수 있겠느냐.' 는 말을 입에 달고 다니는 분들이 계신다. 불매운동을 할거라느니 소문내서 문닫게 할거라느니, 남의 생업에 대해 협박아닌 협박을 하는 경우도 많아 참 속상하기도 하다.

요즘은 교민사회도 예전 교민잡지나 라디오, 방송 등으로 소통하던 시절과 달리 SNS를 활발히 이용하면서 소통을 한다.

내가 알기로는 그것도 나라마다 이용하는 수단이 조금 다르다고 하는데, 호치민의 경우는 단체 채팅방을 이용한다. 이른바 천톡방 이라고 부르기도 하는데 각 주제별 단체 채팅방들의 소속된 인원수가 1,000명이 넘는다고 해서 붙여진 이름이다.

일반 광고방, 중고 직거래방, 부동산 정보방, 교육방, 의료건강방 등 각가지 채팅방들이 있고 아파트단지마다도 실입주민들만 들어올 수 있는 채팅방을 운영하기도 한다.

나도 이런 광고방에 들어가서 정보를 얻고 있고, 우리 병원도 이런 채팅방을 이용하여 손쉽게 광고를 하고 있지만, 역효과도 상당히 많다.

실제 있었던 안타까운 사례를 들어보면,

동남아 지역에 있는 과거 병원들의 경우 여행자 보험 등의 민간 사보험 혜택을 이용해서 환자 유치를 하기 위해 환자가 보험 혜택을 받을 수 있는 항목으로 변경하여 허위 진단서를 발급해 주는 경우들이 많았다고 한다.

한국에서 보면 말도 안되는 일이지만, 버젓이 이런 일들이 일어나는 곳이었다.

한국이라면 누가 감히 그런 요구를 하지도 못하고, 모르고 그런 요구를 하더라도 병원에서 먼저 펄쩍 뛸 일이지만, 해외에서는 여행자 보험으로 많은 혜택을 받을 수 있기 때문에 이런 일이 비일비재 했던 것이다.

심지어는 간단히 상비약이 필요하거나 일반 영양제가 필요하면, 병원에 방문하여 병원 내에 있는 원내약국에서 약을 사고, 진료를 받은 것처럼 진단서와 영수증을 허위로 받아 보험금을 청구하는 경우들도 있었다고 한다.

정말 이해하기 힘든데, 이걸 얌체 같은 행동으로 봐야할지 스스로는 굉장히 똑똑한 소비방법을 찾았다고 생각하고 있을거라 그냥 그러려니 해야할 지 모르겠으나, 자기가 낸 보험료만큼 진료를 다 못 받으면 그걸 손해라고 생각하고 그런 식으로 약이나 영양제라도 사서 보험금을 타고 있는 것이다.

이런 위험한 보험사기, 보험범죄인 일이 버젓이 일어나는 이유를 의료인의 면허와 개설요건에서 찾을 수 있다.

기존에 개설된 병원 중 훌륭한 곳들도 당연히 많다.

몇 년 지나면서 뼈저리게 느끼는 것들 중 하나가 이런 어려움을 다 이겨내고 자리잡은 훌륭한 병원들에 대한 경외심이다.

그러나 몇몇 수준 이하의 병원들이나 베트남 현지 병원의 경우 한국내 실정법이나 한국 보험회사와 아무 관계없는 현지 의사의 면허를 사용하여 개설을 한 곳들도 더러 있었던 것 같다.

한인 병원이라고 할지라도 한국 면허가 있는 한국의사도 아니고, 심지어 그냥 주인만 한국사람이기 때문에 만에 하나 허위진단서를 발급하여 적발되더라도 면허취소 같은 처분과 전혀 관련이 없는 것이다.

그저 환자는 보험금을 청구해 결과적으로 공짜로 진료를 받게 된다면 자기 병원으로 오게 될테니 오로지 그것만 눈에 보이는 것이다.

한국 의료인이라면 엄두도 못 낼 일인데 버젓이 이런 행태들이 있다 보니, 우리 병원에 오는 환자들도 처음에는 제법 이런 요구를 하곤 했었다.

당당하게 여행자 보험 혜택 받을 수 있게 해주면 치료를 하겠다고 요구하는 사람부터, 다른 데는 다 해주는데 왜 여기는 안 해주냐는 항의도 받아봤다. 심지어 교민사회에서 이렇게 해서 될 거 같냐고 협박까지 하는 경우들까지 있었다.

기가 차는 노릇이었다.

그러나 병원 방침상 절대 그렇게 할 수 없다고 딱 잘라 단호하게 대응했고, 개원 후 두어달이 지나자 그런 요구를 하는 사람들이 거짓말같이 사라졌다.

아직도 그런 허위진단을 해주는 곳이 남아있는지는 모르겠으나, 동남아 등지에서 그런 일이 과거에 워낙 많이 발생했었기에 그런지, 보험회사들이 여행자보험 상품들에서 베트남 지역에서 받을 수 있는 혜택을 축소한다고 까지 한다.

입소문이 빠르다는 것을 악용하여 갑질을 하려 하고, 부당한 요구를 하는 경우들까지 있긴 했지만, 오히려 좁은 사회에서 우리가 역할만 제대로 해낸다면 그 어떤 수단보다 손쉽게 홍보를 할 수 있을 것이라고 생각했다.

4) 발없는 말, 천리를 가는 소문과의 싸움

그러나 이 좁은 사회에서는 정말 예상과 다르게 돌아가는 일들이 참 많았다.

우선 교민사회의 인구구성과 거주기간에 따른 분석을 이해하는 것이 필요하다.

교민사회에 처음 누가 발을 들이면 흔하게들 궁금해 하는 것이 있는데, 주재원들이 아닌 경우 아마 공통적으로 들어본 이야기 일 것이다.

호치민이라는 곳에 어쩌다가 오게 됐는지, 한국에서는 무엇을 어떻게 하다 온 사람들인지에 대한 의문이다.

다 똑같이 사람 사는 곳이다보니 당연히 궁금해할 수 있는 부분이다. 그런데 조금 독특한 이유가 있기도 했다.

주재원 비율이 상당히 높은 곳이다보니 사람들이 대부분 2~3년 동안 거주하고 한국으로 돌아가는 경우가 많다. 또한 오래 전에 동남아로 건너온 사람들 중에는 간혹 한국에서 일이 잘 안 풀리거나 실패해서 온 사람들도 있었을 수 있고, 안좋은 일을 저질러서 도피한 경우들도 있었던 것 같다.

그러다보니 기본적으로는 사람들 사이에 경계심이 남아있는 경우가 많다.

아무리 친하게 지내고 서로 잘 알고 있다고 하더라도 실제로는 서로 만난지 2~3년이 채 안 된 사람들이 대부분이고, 그 사람의 주변 환경이나 배경에 대한 충분한 이해가 없는 상태에서 갑자기 여러 생활을 의도적이든 아니든 공유할 수 밖에 없게 되는 것이다. 그러다 보니 생활환경이나 직업, 기타 배경 등에 더욱 관심을 가지게 되는 것 같다.

그러다 보니 어디가 좋다더라 하는 소문을 듣더라도, 그걸 전적으로 신뢰하기보단 직접 경험해볼 때까지는 믿지 않거나 혹시 다른 꿍꿍이가 있어서 의도적으로 좋은 이야기를 흘리는 건 아닐까하는 의심을 갖는 경우들도 있다.

또 자영업을 하며 잘 살고 있는 것같이 보이던 사람이 하루 아침에 식당 문을 닫고 사라져서 의아해하다가 나중에 보니 한국 언론에 인터폴 지명수배자로 검거되었다고 나오는 경우도 있었다.

이렇게 신분세탁을 하고 사는 사람들부터 불법 도박 등의 서버운영으로 머무는 사람들까지도 있다 보니 의심 아닌 의심이 생길 수도 있겠다는 생각이 든다.

나와 우리 원장님들의 경우에도 초반부터 갖가지 소문들이 난무했다.

개원 초반, 개원 기념으로 내원 환자분의 진료비를 그 달 내에 완납할 경우 전체 진료비를 할인해주는 행사를 했던 적이 있었다.

우리딴에는 여러 이유로 다소 개원이 늦어진 탓에 그동안 불편해도 치료를 미루고 기다리고 계셨던 교민분들에게 좋은 혜택으로 보답하고 싶었고 개원 초반 환자수를 확보해야 하는 것도 당연했기에 시행한 행사였는데, 생각과는 전혀 다른 소문이 나고 있었다.

우리가 한번에 돈을 다 당겨서 받고 도망가려는 속셈이라는 것이다.

정말 황당했다.

엄청난 투자를 통해 우여곡절 끝에 대형병원을 설립하고, 한국에서 직접 건너온 치과의사 4명을 포함하여 경영진 등 한국인만 15명에, 전직원 40여명에 달하는 조직이 환자 몇 명 치료비 노리고 당겨받아서 도망가려고 한다니.

병원에 와서 한다는 소리가, 내가 당신들을 어떻게 믿고 돈을 미리 다 내느냐, 병원 없어질까봐 치료는 바로 결정 못하겠다 하면서 할인은 그대로 해달라는 것이었다.

화도 나고 웃음도 나고 하루에도 몇 번씩 감정이 오르락 내리락 하던 때였다.

그러나 다행히 대다수의 많은 교민분들이 믿고 성원을 보내주셨고, 속상한 일이 생길때마다 서로를 다독이며 이겨내고 있었다.

그러던 중 또 들려온 황당한 이야기는 또 있었다. 당시 한국에서 모치과가 투명교정이라는 교정 방법을 이용하여 환자들에게 부당이익을 취하고 원장이 잠적하는 등 사회적 물의를 일으킨 사건이 있었다.

내가 바로 그 사람이라는 소문이었다.

정말 듣자마자 웃음을 참을 수가 없었다. 그냥 이름만 찾아봐도 아닌 것을 알 수 있는 것을 가지고 자기들끼리 그런 소문을 만들고 퍼뜨리고 있다니 말이다. 그런데 또 그 소문을 그냥 믿는 사람들이 생각보다 많았다. 믿는다기 보다는 아무 생각없이 그렇다더라 라는 말을 옮기고 마는 것이었다.

결론은 또 한가지였다.

한국에서도 대형병원을 만들어 가격 할인을 하면서 환자를 유인하고 한번에 큰 돈을 당겨 받은 다음 도망을 쳐놓고 호치민에 와서 똑같이 병원을 차리고 또 같은 수법을 쓰려고 한다는 것이었다.

대체 그런 사람들은 도망 온 사람들에게 얼마나 당하고 살았길래 그런 말도 안 되는 피해의식을 가지고 살게 된 것일까.

해외라는 곳에 살다보면 불편한 것들 중 하나가 정보가 단절되어있는 곳이라는 것이다.

우리 나라에서 살던 방식대로 쉽게 쉽게 정보를 검색하고 얻을 수 있고 그 정보를 기반으로 스스로 판단할 수 있는 환경이 아니다. 유명 포털사이트가 있는 것도 아니기 때문에 업체가 일방적으로 홍보하는 정보와 주변 사람의 입소문 말고는 얻을 수 있는 정보의 양과 획득 방법에서 한계가 많다. 그러다 보니 교민사회 내에서 목소리 크고 정보를 독점하는 사람이 사람 사이 관계에서 우위를 점하는 것 같은 일들이 생긴다.

이처럼 좁은 교민 사회의 일부 사람들은 정보가 경쟁력이라는 것을 좀 심하게 악용하곤 하는 것 같다. 정보를 가지면 마치 자기에게 잘 보여야 그 정보를 공유해줄 것이라는 묘한 카르텔을 형성하고 무리를 지어 그것들을 공유한다.

어느 정도 그런 관계가 고착화되면 팥으로 메주를 쑨다해도 믿는 경우들도 생기고, 간혹 나쁜 사람들 중에는 자기 말에 반론을 제시하면 그냥 그 무리에서 제외시켜버리는 등의 유치한 경우들도 있다고 한다.

일부 상황이 이렇다보니 없는 소문도 생기고 과장되며 이상하게 퍼져나가기도 하는 것이다.

또한 우리 병원 치료비가 얼마인지 우리 병원이 심지어 어디에 있는지 이름이 뭔지도 제대로 모르는 사람들이, 그냥 거기는 비싸다, 가면 바가지 씌운다 이런 소문을 듣고 자기들끼리 확대 재생산을 하는 경우들도 있었다.

사석에서 우연히 만난 사람에게 내 소개를 했더니, 굉장히 조심스럽게 거기는 근데 너무 비싸서 사람들이 안간다더라 진짜로 그러느냐는 질문을 했다.

IMPLANT NOBEL BIOCARE (USA) – STRAUMANN (SWITZERLAND)	
Phase 1: Implant placement	18.500.000VND/Implant
Phase 2: Titanium abutment	8.000.000VND/Abutment
Crown on implant	
* Ceramic on Cr – Co framework	3.500.000VND/tooth
* Ceramic on Zirconia CAD/CAM framework (Ivoclar)	6.000.000VND/tooth
* Ceramic on Cercon framework (Ivoclar)	7.000.000VND/tooth
* Vita Enamic	8.000.000VND/tooth

호치민 현지 치과의 임플란트 수가표이다. 베트남 현지 치과도 고난이도의 술식들의 경우 높은 수가를 유지한다. (베트남 동화의 경우 20으로 나누면 원화와 비슷하다.)

내가 병원을 준비하는 몇 년 동안 그저 핑크빛 희망에 젖어서 되는대로 아무렇게나 수가를 정했을 리가 있겠는가.

호치민에 있는 유명 현지 병원부터 한인치과들까지 방문하여 진료도 받아보고, 수가표 정보도 얻고, 치료를 실제로 받았다는 주변 분들에게 부탁해서 어떤 치료를 받았는지 듣고 구강 검진을 통해 재료는 어떻게 썼는지, 어느 정도 수준의 진료를 하는지에 대한 조사와 준비도 했다.

주변치과에 비해 지나치게 비싸게 수가를 정했을리 만무하다.

우리 병원에 와보지도 않아보고 이런 소문을 왜 믿는지에 대해 이야기를 했지만 설득을 하는 것은 포기했다. 나중에 기회가 되면 방문해 보시라는 말을 남겼을 뿐이다.

초반에 비싸다는 소문이 났던 이유를 분석해보았다.

우선 진료영역에 대한 부분에서 원인을 찾을 수 있었다. 우리는 각 원장님들 마다 각자 전문과목과 자신 있는 분야들이 있다.

이렇다보니 같은 환자를 보더라도 다른 병원에서 치료 계획을 세우는 것에 비해 자세하고 세분화된 계획이 수립된다. 또한 다른 치과에서 쉽게 시도하지 않은 치료들까지 전부 치료가 가능하다 보니 기존에 받았던 치료 계획에서 추가되는 것들이 생긴다.

또한 살릴 수 없어서 그냥 빠질 때까지 쓰라고 했던 치아들도 잇몸치료부터 치아 치료까지 전부 다 시도하다보니 당연히 치료 항목이 늘어날 수 밖에 없다.

게다가 그 중 일부는 임상 능력이 아예 미달하는 수준의 현지 병원에서 내리는 진단인 경우도 있었으니 그 치료와 우리가 진단하는 그것이 같을 리도 만무했다.

두번째 이유는 나쁜 소문일수록 날개를 달고 퍼지는 특성 때문인 것 같았다.

그런 말을 쉽게 하는 사람들은 대부분 우리의 치료계획에 동의하지 않아 치료를 안 한 사람들일 가능성이 크다 보니 내용의 차이를 이해하기보단 총액을 기준으로 원래 진단 받은 다른 병원에 비해 비용이 증가하면 비싸서 못하겠다는 이야기가 나왔을 수도 있을 것이라고 생각했다.

좋은 소문은 더디게 나고, 나쁜 소문은 부풀려져서 나게 마련이다 보니 그저 묵묵하게 우리 할 일을 하는 것이 좋겠다고 생각하고 있다. 어차피 우리가 우리의 할 역할만 잘 하다 보면 인정받을 것이라는 자신감을 갖는 것이 필요했다.

진료비에 대한 것도 초반 어느 정도 시간이 지나고 환자분들의 숫자가 점점 누적되면서 병원이 궤도에 올라오면서 부터는 눈에 띄게 많이 줄어들었다.

이제는 좋은 환경에서 좋은 치료를 받고 싶어하는 분들이 애써 찾아와주시고 계셔서 감사하게 생각하고 있으며, 진료비도 합리적인 수준으로 계속 방법을 마련하며 시장 상황에 대응하고 있다.

그렇게 한동안 우리도 우리 나름대로 적응하고 가벼운 것들은 흘려들으며 지내던 중에 또 한가지 황당한 소문을 듣게 되었다.

주변 지인들로부터 우리 병원이 매물로 나와 있다는 소문이 있다는 소식을 들은 것이다.

처음에는 그저 웃어넘겼는데, 환자분들이나 보호자분들이 내원하셔서 병원이 없어진다는 소문이 있는데 사실이냐, 절대 없어지면 안 된다는 말까지 하는 지경에 이르렀다.

불을 피우지 않아도 굴뚝에서 연기가 날 수 있다고 생각했다. 그렇지만 이유가 무엇일지 또 한번 곰곰히 생각해봤다.

우리 병원에는 굉장히 다양한 손님분들이 많이 오신다. 치과의사분들 뿐만 아니라 각계에서 많이들 찾아오시는데 대부분 한국의 바쁜 일정을 쪼개서 오시다보니 진료시간과 겹쳐서 오시는 경우들이 많다. 고맙게 찾아와 주신 손님들을 무작정 내치는 것도 예의가 아니다보니 진료시간 중에라도 손님분들을 뵙고 병원 시설을 간략하게 소개해 드리곤 했었다.

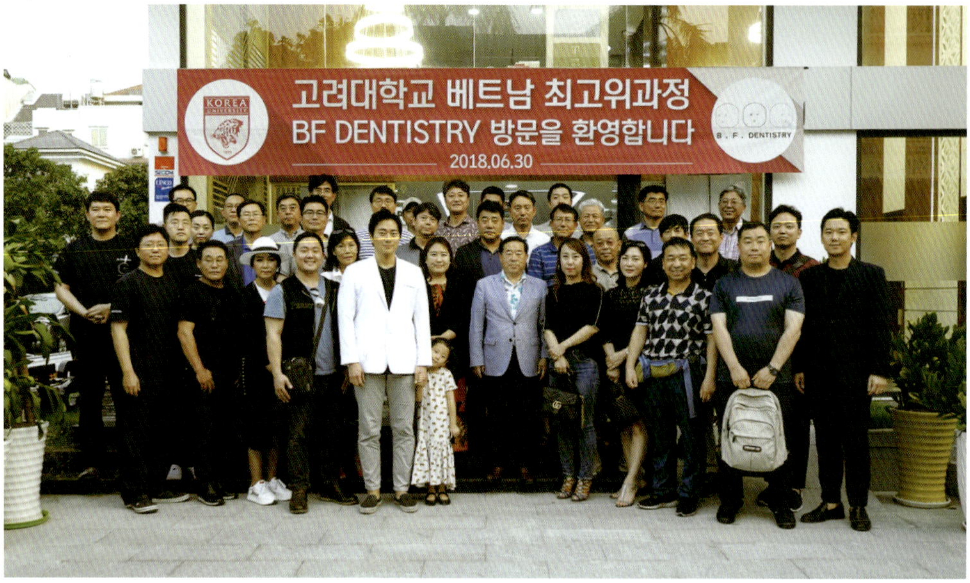
고려대학교 베트남 최고위과정
BF DENTISTRY 방문을 환영합니다
2018.06.30
KOREA UNIVERSITY
B.F. DENTISTRY
우리 병원은 각계 각층의 손님분들이 자주 방문하신다. 이럴 때마다 뿌듯하고 감사할 따름이다. 2018년 6월 고려대학교 베트남 최고위과정 여러분이 우리 병원 본점을 방문하신 모습.

아마 그런 식으로 외부 손님들에게 병원을 보여주고 이야기 나누는 것이 몇몇 사람들에게는 병원을 매각 대상으로 내놓은 상태라 매물을 보러 온 것으로 비쳐질 수도 있었겠다는 생각도 했다.

어찌됐든 소문을 들었다고 해서 우리가 아니라고 먼저 이야기를 하고 다닐 수도 없는 노릇이다보니 묵묵히 자리를 지키고 항상 열심히 할 일을 하는 것만이 그런 소문을 종식시키는 일이 아닐까 한다.

악의적인 소문과 과장된 소문들에 대한 것은 아마 앞으로도 계속 될 것 같다. 그러나 중요한 것은 우리가 항상 그 자리를 지키고 할 역할을 훌륭하게 하고 있다는 사실인 것 같다.

그에 더해 외연적인 사업 영역의 확장과 내실을 탄탄하게 다지는 노력을 하게 되면 점점 더 굳건한 신뢰를 얻을 수 있을 것이라고 믿어 의심치 않는다.

교민사회는 이러한 특수성으로 인해 단점을 명확하게 가진 시장이라는 것은 사실이다. 그러나 그 자체로 단점이 있기 때문에 살기에 힘든 곳이라는 것은 절대 아니다.

해외진출에 대한 신랄한 정보를 전달하는 것이 이 책의 목적이다보니 몇가지 어려움을 적긴 했지만, 그럼에도 불구하고 내가 계속 교민사회에 적응하고 만족하며 살고 있는 이유가 분명히 있지 않겠는가.

교민사회는 그 사회가 좁아서 생기는 단점만큼, 좁기 때문에 서로 단합하고 협력하는 유대감이 굉장히 강하다.

말도 안 통하는 곳이고 문화도 낯선 곳에서 한국인들이 훌륭하게 역할을 하고 있다 보니 서로 말하지 않아도 겪고 있는 어려움을 공감한다.

내가 처음 병원을 구상하고 있다고 했을 때 진심어린 걱정을 하며 자기 일처럼 도와준 고마운 분들도 많고 그분들은 지금까지도 다방면에서 우리를 도와주고 계신다.

덕분에 현재 베트남 호치민에 진출한 거의 대부분의 기업체들과 단독 협약을 맺어 협력관계를 맺고 있고, 우리보다 먼저 활동하고 계시던 분들의 도움을 받아 현지 업체들과도 수월하게 협력관계를 맺을 수 있었다.

수많은 도움 덕택에 우리의 부족한 짧은 경험에 대한 단점을 빠르게 보완해 나가고 있고, 우리 또한 우리 이후에 진출을 알아보시고 도전하시는 여러 의사선생님들의 인허가 문제와 면허문제를 적극 도와드리고 있다.

그렇게 우리의 도움으로 개원에 성공한 병원들과 지속적으로 협력관계를 맺어 교민분들께 올바르고 좋은 진료를 제공해드리기 위해 애쓰고 있다.

또한 그런 협력관계를 확대하는 것에 다방면의 많은 분들이 계속적으로 적극 도움을 주시고 있어, 지금도 계속해서 좋은 관계를 맺고 지내는 관계사들이 늘어나고 있다.

우리가 직접 하기에 넘어야 할 현실적인 장벽들이 많은 경우에도 이미 신뢰를 쌓은 관계사분들의 적극적인 도움으로 우리도 덩달아 신뢰를 얻을 수 있는 좋은 기회를 얻고 있는 것이다.

또 한국이라면 어쩌면 만날 기회조차 없었을 것이고, 살면서 이런 도움들을 절대 받을 수 없을 것 같은 높은 사회적 지위에 계신 분들께서 항상 관심 있게 지켜봐주시는 덕에 힘들고 어려운 생활이지만 하루 하루 적응해나가기도 한다.

이런 인연과 관계들은 교민사회의 끈끈한 유대감이 없이는 불가능 했을 것이다. 속상하고 힘든 일을 겪을 때 만나서 털어놓으면 다들 비슷한 경험을 가지고 있으니 공감해주시고 조언도 많이 해주신다.

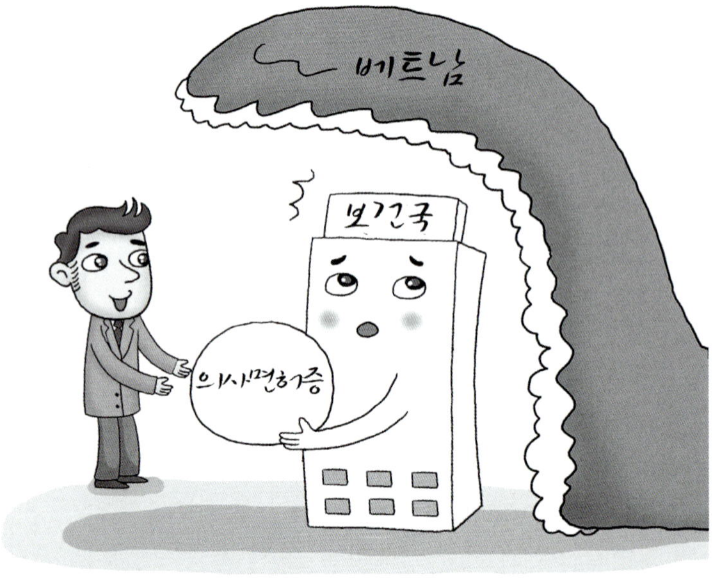

Chapter 5

무엇을 위하여 도전하는가, BF 라는 가치

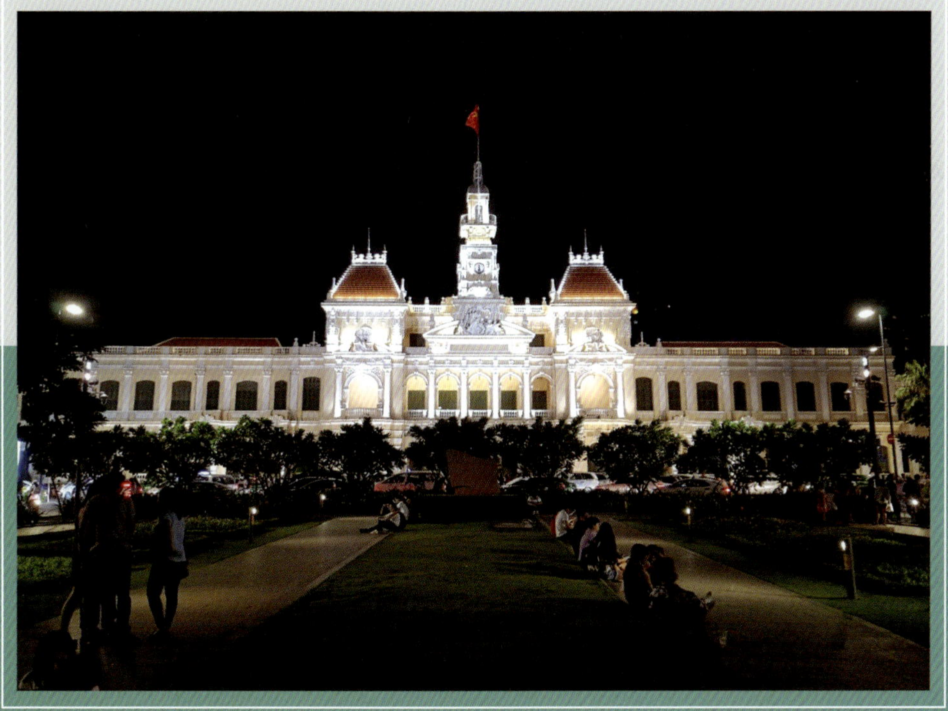

5. 무엇을 위하여 도전하는가, BF 라는 가치

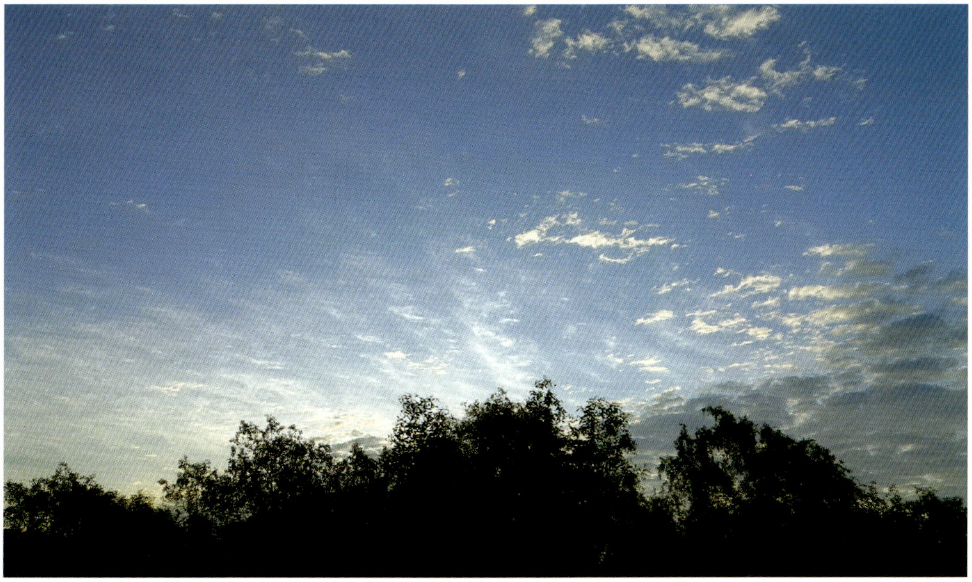

호치민의 하늘

1) 끝없는 도전

지금까지 함께 호흡하며 책을 읽은 독자들의 경우라면 아직도 약간 의아한 부분이 있을 것 같기도 하다.

내용을 보면 볼수록 어렵고 복잡하기만 하고 부정적인 여러 상황들을 겪는것 같은데, 도대체 왜 머나먼 타국까지 가서 이런 고생을 하고 있는 것일까?

책의 초반부와 전반에 걸쳐 몇차례 말했듯 개인적인 이유가 우선이었다.

나의 경쟁력을 얼마나 유지할 수 있을까, 이 치과진료라는 업을 언제까지 계속 할 수 있을까.

과연 지금의 시장상황에서 치과를 통해서 내가 얼마나 더 원하는 삶을 영위할 수 있을까.

개인적 영달을 위한 목적으로 시작했지만 일을 열심히 진행하면서 한발자국 더 떨어져서 바라본 한국의 치과계는 정말 많은 안타까운 점들이 있었다. 개원가에서 겪는 수많은 고뇌와 심지어 고통들은 굳이 내가 되짚지 않아도 모두 공감하는 내용일 것이다.

나는 현재도 베트남 내에서 치과 지점 확장과 기공소 사업, 그리고 치과의사들의 교육 세미나 사업 등을 추진하고 진행하고 있다.

베트남 대도시 권에 치과 지점을 향후 30개 정도까지 늘리고, 그에 걸맞는 높은 진료 수준을 구축하기 위하여 한국에서 유명 연자들과 대학교수님들을 초빙하여 세미나를 개최할 예정이다. 우리 BF 만의 과정을 수료한 현지 치과의사들에게 자격증을 발급하며, 그 부분에 대하여 이미 현지에 있는 치과대학과 협약을 결정지어 마무리한 상태이다.

그렇게 우리의 교육과정을 수료한 치과 의사들을 우리 병원이 가진 지점들의 원장으로 파견을 하고 몇 년간의 약정 근무 기간이 지나면 일부 지분을 인정하여 각 병원을 직접 소유토록 해줄 생각이다.

그렇게 우리 회사는 점차 병원경영지원 회사로 남고, 질좋은 기공물을 납품하는 기공소 사업을 통하여 계속적인 사업 모델을 확장하는 것까지 계획이 이르렀다.

또한 진료 상담과 예약, 홍보 마케팅을 일원화하여 중앙 집중식으로 진행하고, 진료를 원하는 환자들을 중앙에서 베트남 대도시권 전역에 요지마다 배치된 우리의 지점으로 연결하여 원하는 진료를 받게 해줄 것이다. 더불어 장비 유통 사업을 통해 우리의 지점 내에서 자체적으로 유통 생태계를 수립하고, 좋은 치과에서 쓰는 좋은 재료들을 현지에 유통하는 유통망을 설립할 것이다.

또한 우리 각 병원에서 진료를 받는 환자들 중 수준 높고 질좋은 진료를 원하는 환자들을 한국 의료진에게 연결하여 진료를 받을 수 있게 만들 예정이며, 이를 위해 교육업을 통한 표준화된 진료 시스템구축과 안정적인 한국의사 공급형태를 만들어 나갈 계획이다.

이것을 실현하는 형태로는 각 지점을 권역별로 묶어 지역을 관할하는 거점 병원을 수립하고 그 거점병원에 특진 및 수술을 위한 한국 우수 의료진을 영입하여 진료를 맡길 생각이다.

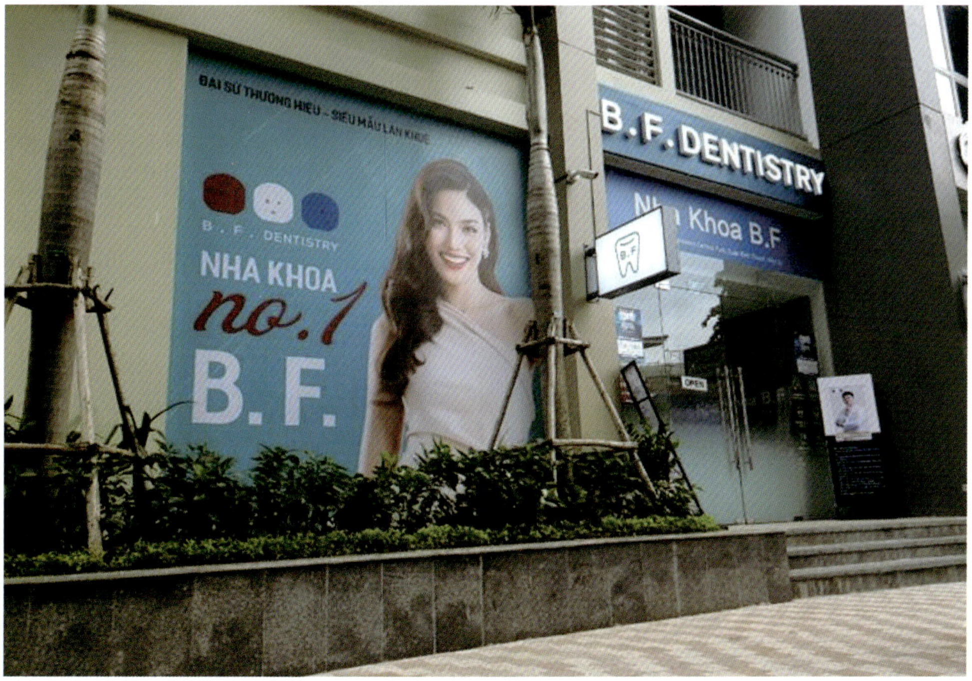

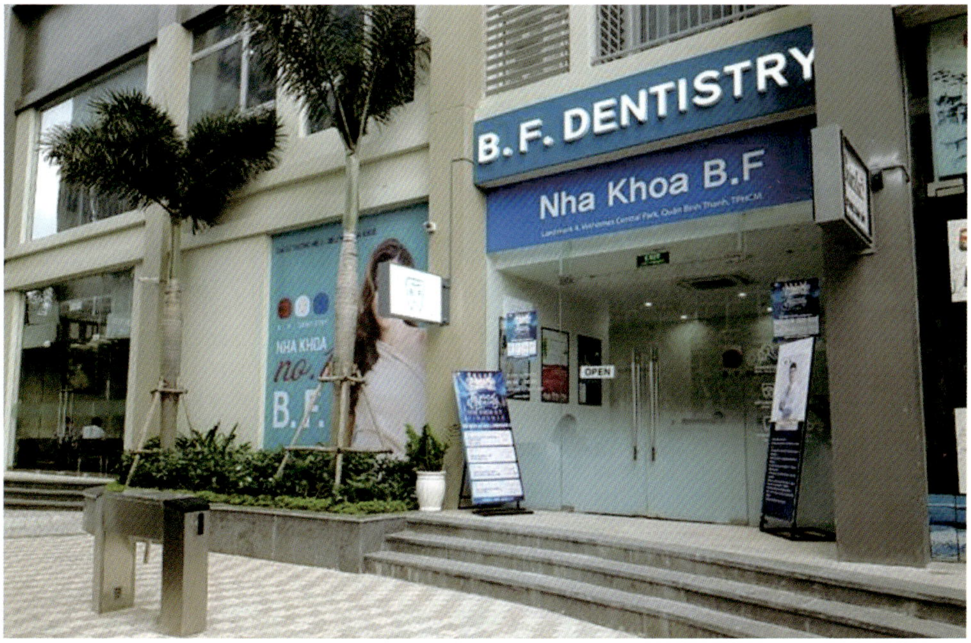

본점 개원 후 6개월 정도 후에 2호 점을 개원하였다. 2019년 하반기 현재 7호점까지 진행중이다.

향후 몇 년 내에 이 구조가 완성된다면 한국 개원가의 암울한 현실에서 벗어나 해외로 진출하고자 하는 치과의사들에게 새로운 기회를 제공할 수 있을 것이라고 생각한다.

해외로 진출하여 안정적인 해외생활을 원하지만 진료를 할 수 있는 환경이 마련되지 않았고 여러 가지 위험성들도 도사리고 있기 때문에 누구나 쉽게 시도하지 못하던 것들을 내가 먼저 마련해주고 싶은 것이다.

중국이나 동남아 등지에서 이미 예전부터 일부 나쁜 속셈을 가진 사람들에게 이용당하듯 진료하다 나중에는 결국 안좋은 결과를 남겼던 그런 형태가 아니라, 정말 치과의사가 주체가 된 치과의료사업이 성공하는 모델을 만들어보고 싶다.

치과를 가장 잘 이해하는 사람인 치과의사가 직접 구조를 만들고 공급하며, 그 구조 내에서 본인의 역량껏 이루고 싶은 것들을 이루는 치과의사.

이 둘간의 접점을 성공적으로 찾아내고 싶다.

혹자는 아마 본인이 직접 사업에 뛰어들어서 이 모든 것을 하고 싶어 할 수도 있다.

그러나 내가 몇 년간 부딪히며 일궈온 그리고 경험한 이 사업은, 치과의사들이 처음부터 하나씩 다시 겪기에 너무 험난하고 힘든 과정이다.

나 또한 이런 과정들이 있을 것을 미리 알았더라면 감히 엄두를 냈을까하는 생각을 요즘도 자주 한다.

내가 했던 고생을 다시 할 필요가 있을까, 왜 굳이 내가 했던 이 고생들을 알면서 본인의 귀한 시간과 비용과 노력을 또 소모하려고 하는 것일까 하는 깊은 우려가 든다.

물론 누군가는 지금껏 내가 해왔던 것들을 보고 참고하여 나보다는 조금 더 효율적이고 수월하게 할 수도 있을 것이다.

그러나 내가 한 방법에서 생겼던 예기치 않은 변수들과는 또 다른 새로운 변수들이 도사리고 있을 것이기에 나는, 조금 더 이 길을 먼저 걸었던 한 사람으로써, 그 어려움을 지금 이 길을 생각하는 독자들에게 그대로 겪게 하고 싶지가 않다.

이게 나와 우리 구성원들이 가진 공통된 생각이다.

우리는 BF 라는 가치를 생각할 때, 기득권 보다는 먼저 겪은 경험에 대한 가치를 더 높게 평가한다.

정말 많은 일을 겪고, 어려운 일도 많았다. 그러나 그 어려웠던 경험들이 모두 소중한 자산으로 남을 것이라는 확신이 있었기에 오늘도 힘들지만 앞을 보며 노력하고 있다.

우리가 아니더라도 누군가가 압도적인 자금력으로 이 시장에 들어올 수도 있을 것이고, 그 과정에서 우리보다 더 능력있는 누군가가 더욱 효과적인 사업을 성공시켜 낼지도 모른다.

그러나 우리의 가치는, 또 우리의 도전은,

아무 것도 없을 때부터 한국의 치과의사들이 스스로 이 시장을 타개하고 새로운 기회를 만들어보고자 의기투합한 바로 그것이다.

수많은 좋은 분들의 도움 덕에 부족하지만 지금까지 걸어왔다.

앞으로 우리가 원하는 것들을 얼마만큼 이뤄내고 성공을 거뒀다고 평가할 수 있을지는 모르겠으나, 지금의 이 과정을 묵묵히 걸어온 우리 회사의 모든 구성원들이 갖는 자부심과 가치만큼은 항상 존재할 것이다.

베트남에서의 성공적인 치과의료사업을 토대로 거두는 개인적인 성공과 함께, 대한민국 우수한 치과의사들이 베트남 더 나아가 세계로까지 진출하는 발판을 마련하고 싶다.

Index

한 글

ㄱ

ㄴ

ㄷ

ㅁ

ㅂ

ㅅ

ㅇ

ㅈ

영 문

TOP SECRET! STORY OF DENTIST ADVANCE INTO OVERSEAS

First Edition Bum Jin Go.

MyungMun Publishing, Inc.
90, Dapsimni-ro 63-gil, Dongdaemun-gu, Seoul, Korea (02525)
Tel_ +82-2-2248-7586, 2246-7804
Fax_ +82-2-2248-0598
e-mail_ mmayt@hanmail.net
Website_ www.teethbook.co.kr

Printed in Korea

당신만 모른다! 치과의사의 베트남 진출기

인쇄 2019년 9월 25일
발행 2019년 10월 7일
저자 고범진
발행인 안영택
편집 전유정
교정·교열 손선숙
발행처 명문출판사
등록 제 6-0212호
주소 서울시 동대문구 답십리로63길 90
전화 (02) 2248-7586, (02) 2246-7804
팩스 (02) 2248-0598
홈페이지 http://www.teethbook.co.kr
ISBN 978-89-6808-139-2